DR. MED. MARTIN BECK
MITARBEIT: CHARLOTTE ZIERAU

SCHREIEN STÄRKT DIE LUNGEN

UND **99** ANDERE ELTERNIRRTÜMER

AUFGEKLÄRT VOM KINDERARZT

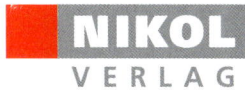

Inhalt

Ernährung
und
Verdauung

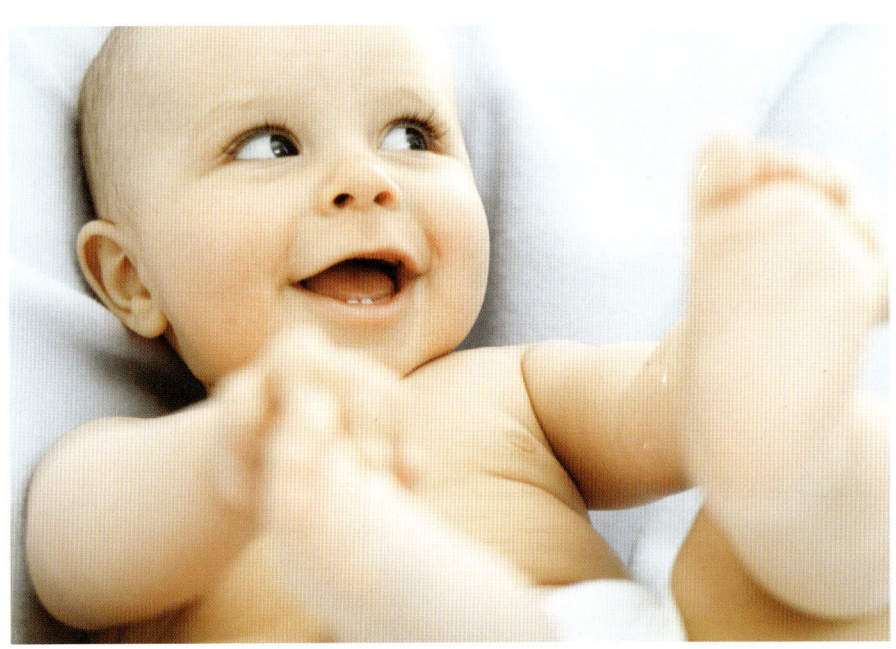

Ruhe, Schlaf und Trost

Kranksein und Gesundwerden

Fördern und erziehen

Zum Nachschlagen

1

2

3

4

5

6

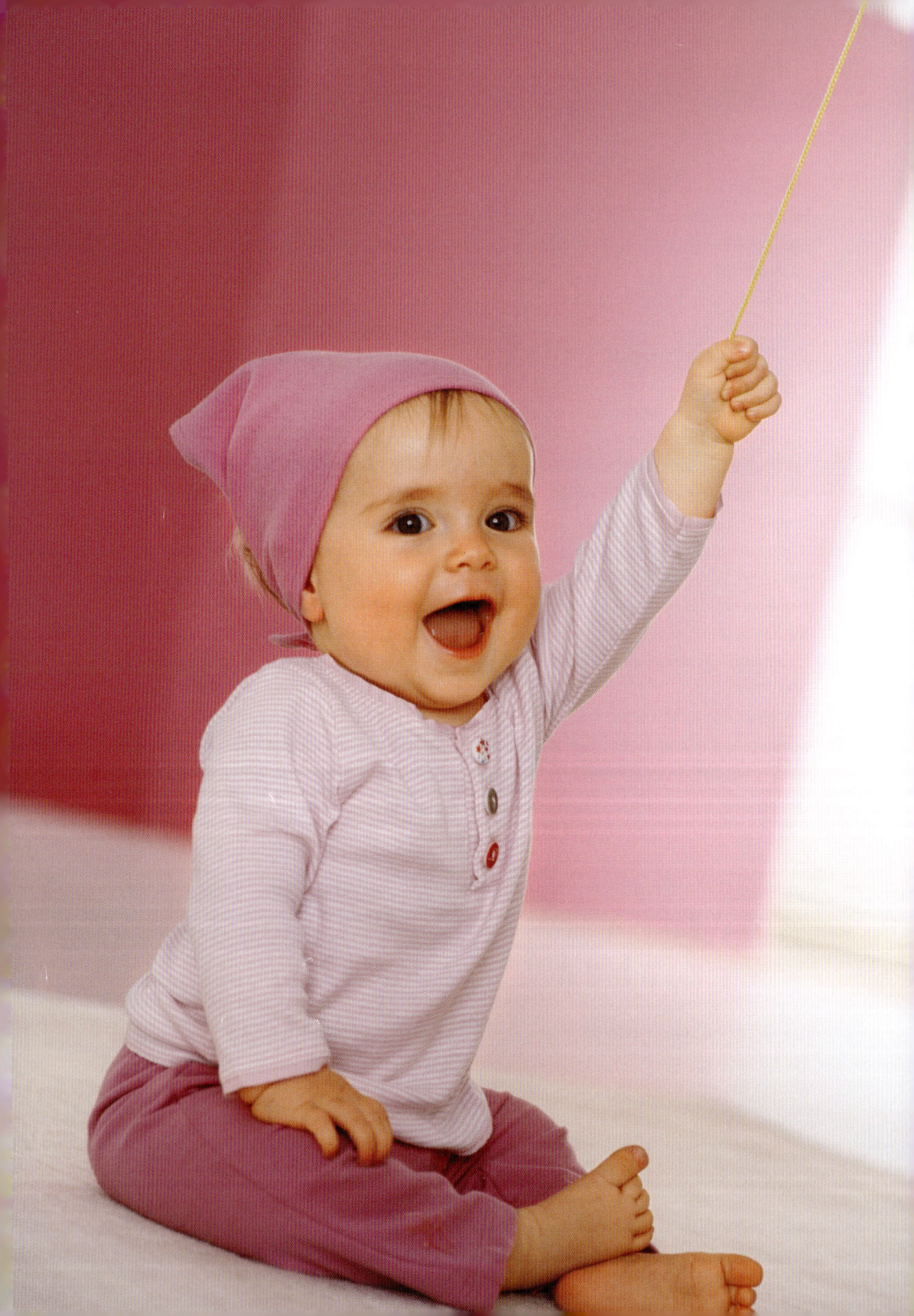

Vorwort

Vorwort

Eltern haben viele Fragen. Sie haben Sorgen und Angst, etwas falsch zu machen. Viele Ratschläge prasseln von allen Seiten auf sie nieder, doch vieles von diesem Halbwissen ist überholt oder war schon immer strittig. Es entwickeln sich durch Missverständnisse neue Theorien, die jeder medizinischen Grundlage entbehren. Dieses Buch räumt mit den 100 populärsten Irrtümern und Legenden auf.

Der kindliche Körper wird besser mit Herausforderungen fertig, als viele denken. Auch bei Erziehungsproblemen oder Schulschwierigkeiten, bei Sorgen um die Entwicklung und das Verhalten der eigenen Kinder machen es sich Eltern oftmals unnötig schwer.

Ich möchte Ihnen als Eltern Sicherheit vermitteln. Sie sollen wissen, wann eine therapeutische Maßnahme wirklich nötig ist, aber auch, wann Sie Ihrem Kind mit einfachen Mitteln selbst helfen und ansonsten auf die kindlichen Selbstheilungskräfte vertrauen können.

Dr. med. Martin Beck

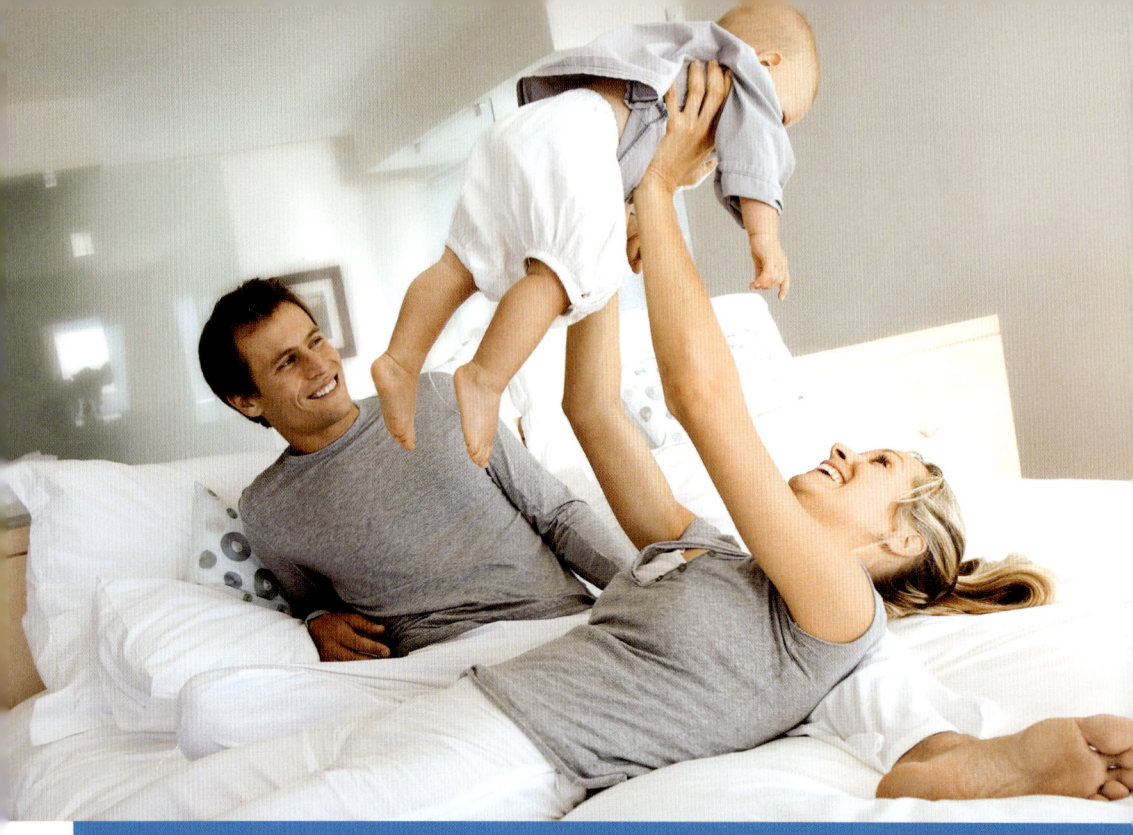

Sieben Tipps für mehr Gelassenheit

1

→ Gleich zu Beginn möchte ich Ihnen sieben bewährte Tipps mitgeben, wie Sie sich im Familienalltag eine gute Basis für viel Gelassenheit und innere Ruhe schaffen können. Denn Kinder brauchen selbstbewusste, entspannte Eltern, die sich Zeit für sie nehmen. Ebenso brauchen sie jedoch Eltern, die auch gut für sich selbst sorgen.

Gehen Sie es langsam an

Sorgen Sie von Anfang an für viel RUHE UND GEBORGENHEIT. Das beginnt bereits im Wochenbett und ist gerade dort besonders wichtig! Erinnern Sie sich daran, wie Sie die letzten Tage vor der Entbindung verbracht haben: Wenn Sie als Mutter bereits im Mutterschutz waren, haben Sie vermutlich keine großen Sprünge mehr gemacht, sind viel zu Hause geblieben, haben schöne Musik gehört, noch ein paar BABYSACHEN zurechtgelegt und es sich ansonsten gemütlich gemacht. Die Aufgabe des Vaters war es, seiner Partnerin diese Rückzugsphase zu ermöglichen und ihr anstrengende Erledigungen abzunehmen – dazu gehörten natürlich auch die gröbsten Haushaltspflichten.

Verbringen Sie die erste Zeit mit Ihrem Baby doch ähnlich entspannt! Widerstehen Sie möglichst der Versuchung, die Wohnung gleich auf Vordermann zu bringen, aus dem Haus zu gehen und viele Leute einzuladen. Wenn Ihr Kind etwa vier Wochen alt ist, wird es sich schon ganz gut an das Leben »draußen« gewöhnt haben, sodass Sie es dann immer noch Ihren Freunden und Verwandten vorstellen können. Dann haben alle Beteiligten mehr davon! Ihren Alltag werden Sie mit Sicherheit ohnehin erst einmal abspecken müssen. Mit Kind dauert einfach alles länger, und vieles ist ungleich mühsamer.

Es kann aber eine reizvolle Erfahrung sein, sich auf diese Weise entschleunigen zu lassen. Nehmen Sie sich Zeit für die »Flitterwochen« mit Ihrem Baby, lernen Sie es kennen. Das ist auch für Väter EINE WUNDERBARE CHANCE, eine tiefe Beziehung zu ihrem Kind aufzubauen!

Schützen Sie Ihr Kind vor zu vielen und zu intensiven Reizen. Reichen Sie es nicht zu viel herum. Lassen Sie nicht ständig nebenbei den Fernseher laufen. Gönnen Sie ihm eine Zeit der Gewöhnung an das Leben außerhalb des Mutterleibs.

Ruhe und Gemütlichkeit braucht Ihr Kind übrigens auch noch, wenn es älter geworden ist: Es kann nur eine begrenzte Menge von Reizen aushalten, ohne quengelig zu werden. Wenn wir unseren eigenen Kindern etwas Besonderes gönnen, etwa den Besuch eines Vergnügungsparks oder auch nur eine halbe Stunde mehr Fernsehen, ist das schön für sie. Nur sind sie danach oft ungenießbar. Wir bemühen uns aber, ihnen dann keine Vorwürfe zu machen, und speichern das ab unter Reizüberflutung. Spätestens der nächste Nachtschlaf lädt dann den kindlichen »Akku« wieder auf.

Noch stressiger sind Unternehmungen, die Kindern keinen Spaß machen, etwa wenn Sie Ihr Kind zu Besorgungen in der Stadt mitnehmen (müssen) oder ein Zahnarztbesuch ansteht. Danach ist eine PAUSE angesagt, etwa ein Schläfchen oder gemütliches Vorlesen. Planen Sie den kindlichen Alltag nicht völlig durch. Ihr Kind zeigt Ihnen von sich aus, wann es »Action« will und wann es Ruhe braucht.

Nehmen Sie Hilfe an

Ein Kind zu haben bedeutet auch, die täglichen Abläufe neu zu organisieren. Der Haushalt läuft nicht mehr so selbstverständlich. Fühlen Sie sich einfach unwohl, wenn sich in den Ecken Staubflusen sammeln, und leiden Sie unter dem Anblick von Wäschebergen, hat es jedoch wenig Sinn, sich zur Gelassenheit zu zwingen.

Was können Sie eher für eine Weile aus der Hand geben: Ihr Kind oder den Haushalt? Beides ist in Ordnung! Ihr Kind kann sich gut auf mehrere verlässliche Bezugspersonen einstellen. Vielleicht hat eine Freundin oder der Opa Lust, einen Spaziergang mit Kinderwagen zu machen, während Sie putzen oder vorkochen.

Oder Sie lassen mal jemand anderes die Haushaltsdinge erledigen. Statt Geschenken zum Geburtstag oder zu Weihnachten können Sie sich von Freunden und Verwandten vorausschauend Gutscheine wünschen – für fünfmal Wäschewaschen, dreimal Gartenpflege oder einmal Fensterputzen.

Hilfreich ist es auch, sich im Freundeskreis oder in der Nachbarschaft mit anderen Eltern zusammenzutun. Eine oder einer hütet dann stundenweise die Kinder, die anderen haben Zeit für den Haushalt, für eigene Erledigungen oder einfach mal für EIN UNGESTÖRTES NACHMITTAGSSCHLÄFCHEN.

Ich habe in unserer Praxis schon sehr viele Mütter erlebt, denen es anfangs schwerfiel, ihr Kind anderen anzuvertrauen – einschließlich des Vaters des Kindes! Diese Mütter kommen fast immer mit zum Arzttermin, selbst wenn der Partner sich extra dafür freigenommen hat. In den Augen der Mutter, die gerade in der ersten Zeit so eng mit ihrem Kind verbunden ist, kann ein Vater oft nichts richtig machen. Doch ein Kind zusammen mit seinem Vater ist nicht »fremdbetreut«, sondern es genießt Familienleben!

Erfahrungsgemäß lieben Kinder es auch, immer wieder mal Zeit mit den Großeltern zu verbringen. Die machen natürlich vieles anders – aber ihren eigenen Kindern, nämlich uns, hat das schließlich damals auch nicht geschadet.

Pflegen Sie Ihre Interessen

Wahrscheinlich müssen Sie die Zeit, die Sie bisher Ihren Interessen gewidmet haben, vorerst zurückfahren. Vielleicht müssen Sie sogar ein paar Monate pausieren oder schaffen es nur mit Kinderbetreuung, Ihr Hobby, Ihren Sport, Ihre Konzertbesuche mit der besten Freundin zumindest teilweise beizubehalten. Bitte geben Sie es aber nicht von vornherein auf! Es ist wichtig FÜR IHR WOHLBEFINDEN. Wenn Sie es schon nicht für sich tun: Ihr Kind hat Anspruch auf Eltern, die auf sich achten und Dinge tun, die ihnen gut tun und Spaß machen. Ich war einmal in einer Gesprächsrunde, in der man seine Hobbys nennen sollte. Zwei Frauen sagten: »Mein Hobby sind meine Kinder.« Da stimmt doch was nicht – auch wenn Kinder natürlich ebenfalls Spaß machen können!

Jeder Mensch braucht Auszeiten. Ein Konzertbesuch, ein Kinoabend, ein Wochenende nur mit dem Partner, später mal ein Kurzurlaub: Oasen, in denen Sie Kraft tanken können für den Alltag. Kinder akzeptieren das mit zunehmendem Alter immer besser. Für sie sind Übernachten bei den Großeltern, ein Abend mit dem Babysitter, ein paar Tage nur mit Papa dann etwas, worauf sie sich freuen.

Manchmal haben Eltern das Gefühl, »nur noch Eltern« zu sein. Ein Babysitter, der Ihr Vertrauen genießt, kann Ihnen helfen, auch wieder ein Paar zu sein. Bei knapper Kasse überlegen Sie: Wo können wir einsparen und dafür echte Lebensqualität, also ZEIT FÜR UNS SELBST, gewinnen? Oder Sie schicken zur Geburt Ihres Kindes hübsche Kärtchen an Verwandte, Freunde und Kollegen – mit der Bitte, statt Geschenken lieber bereits jetzt einen kleinen Betrag zur späteren Kinderbetreuung beizusteuern. Was kann man einem Kind Schöneres schenken als entspannte, ausgeglichene Eltern? Ohne unsere patente, hilfreiche Kinderfrau gäbe es dieses Buch nicht. Internetadressen zur Suche finden Sie auf Seite 170.

Wenn ein Kind zu früh zur Welt kommt, eine Behinderung oder chronische Krankheit hat, ist die Bereitschaft der Eltern zur Selbstaufgabe hoch: Das Kind wird zum Mittelpunkt der Lebensgestaltung, meist müssen viele Termine wahrgenommen werden, um es bestmöglich zu fördern. In solch schwierigen Lebenslagen ist LEBENSQUALITÄT für die Familie besonders wichtig! Vergessen Sie nicht, dass Sie nicht nur Eltern, sondern auch ein Paar sind. Informieren Sie sich über Ihre Ansprüche gegenüber dem Arbeitgeber. Nutzen Sie die finanzielle Unterstützung vom Staat, etwa für Fahrtkosten, Kinderbetreuung oder eine Haushaltshilfe. Sorgen Sie gut für sich selbst, damit tun Sie Ihrem Kind den größten Gefallen.

Verschwenden Sie Ihre Energie nicht

Für vieles sind Sie als Eltern verantwortlich. Aber es gibt auch Dinge, für die sind Sie nicht zuständig, und es tut gut, hier keine Energie sinnlos zu verschwenden. Beispiel Langeweile: Es ist nicht Ihre Aufgabe als Eltern, den ganzen Tag um Ihr Kind herum zu sein und es zu unterhalten! Langeweile kommt auch bei den fantasievollsten, quirligsten, ideenreichsten Kindern mal auf. Sie schadet nicht!

Langeweile kann auch die Eltern erfassen: Wenn ihr Kind dasselbe Rollenspiel zum x-ten Mal spielen will, ständig trödelt oder tausend Fragen stellt. Wenn sie sich gern mit anderen Erwachsenen unterhalten würden. Auch wir Eltern müssen Langeweile manchmal aushalten – oder durch einen guten Einfall beenden.

Bei jüngeren Kindern ist Langeweile oft ein Zeichen, dass sie eine Pause brauchen. Bei älteren Kindern ist sie eher Ausdruck der SEHNSUCHT NACH NEUEN ANREGUNGEN. Die suchen sie sich in der Regel rasch selbst. So entstehen oft die besten kreativen Ideen. Es ist nicht nötig, verzweifelt nach Ablenkungen zu suchen, wenn Sie von Ihrem Kind zu hören bekommen: »Mir ist so langweilig!«

Sie sind auch nicht zuständig dafür, wie viel Ihr Kind isst. Sie können nicht beeinflussen, über welche besonderen Talente es verfügt. Seine Talente und Interessen können Sie unterstützen, aber Sie können sich kein Genie »heranzüchten«. Sie sind nicht zuständig dafür, die Entwicklung Ihres Kindes zu beschleunigen oder seinen Alltag komplett durchzuplanen. Sie können auch nicht bestimmen, mit wem es spielt und welche Spiele es spielt.

Streit zwischen Geschwistern oder Gleichaltrigen sollten Sie zunächst abwartend hinnehmen, ohne sich einzumischen oder schlichten zu wollen. Kinder sind recht gut in der Lage, selbst Kompromisse zu finden, Konflikte zu lösen, sich zu versöhnen, vorausgesetzt, es wird ihnen in der Familie vorgelebt. Kämpfen Sie nicht jeden Kampf Ihres Kindes mit. Treten Sie in Erscheinung, wenn es wirklich Unterstützung braucht, etwa gegen boshafte ältere Kinder und unfaire Erwachsene.

Gehen Sie Ihren eigenen Weg

Mit Kindern gerät man schnell in den Mittelpunkt des öffentlichen Interesses. Kinder sind laut und auffällig, viele von ihnen jedenfalls. Sie halten sich noch nicht an die Regeln des Zusammenlebens, die wir Erwachsenen für uns aufgestellt haben. Als Eltern sind wir oft IN EINER ART ZWICKMÜHLE: Einerseits möchten wir, dass unsere Kinder sich frei entfalten können und ihren Bewegungsdrang, ihre Freude am Plaudern, Singen und Schreien ausleben können. Andererseits möchten wir nicht, dass andere sich durch unsere Kinder gestört fühlen.

Sie können es nicht jedem recht machen! Es gibt natürlich Situationen, wo Sie Ihrem Kind besser erklären, dass es sich aus Rücksicht auf andere etwas zurücknehmen sollte – etwa zur Feierabendzeit im Pendlerzug oder abends im schönen Restaurant. In anderen Momenten dürfen Sie Ihren Mitmenschen das Temperament Ihres Kindes ruhig zumuten. Allerdings hat bei der Frage, was stört und was nicht, jeder seine eigenen Maßstäbe. So drohte mir eine Dame mit einer Beschwerde beim Pastor – nach einem Gottesdienst, bei dem sich unsere Kinder meiner Meinung nach gut benommen hatten.

In anderen Ländern wie Italien, Spanien oder auch Frankreich trifft man auf mehr Toleranz und Lockerheit, oft werden Kinder dort aber auch von Fremden getätschelt und ungefragt auf den Arm genommen. Das richtige Maß an DISTANZ UND FREUNDLICHER TOLERANZ fremden Kindern gegenüber ist offenbar schwer zu finden. Uns war es anfangs unangenehm, durch unsere Kinder im Mittelpunkt zu stehen. Wir haben uns wechselweise geärgert und geschämt. Inzwischen können wir unsere Umgebung weitgehend ausblenden.

Machen Sie mit den Kindern Ihr Ding und kümmern Sie sich nicht um fremde Blicke oder Kommentare. Das gilt natürlich auch im Verwandten- und Bekanntenkreis. Wer mit Ihrer Art des Familienlebens, Ihrer Babypflege oder Kindererziehung nicht zufrieden ist, kann dies ebenso gut für sich behalten, solange Sie nicht ausdrücklich um Rat bitten.

Und wer sich Ihrem Gefühl nach zu dicht über Ihren Kinderwagen beugt oder zu viele Fragen stellt, von dem verabschieden Sie sich höflich und rasch.

Dokumentieren Sie
Sternstunden

Es gibt tröstliche Sätze, die uns das Elternsein leichter machen. Für mich gehört dazu: »Es ist nur eine Phase.« Eine Erfahrung, die sich zugegebenermaßen erst mit dem zweiten Kind so richtig einstellt. Denn das macht höchstwahrscheinlich ähnliche Phasen durch wie das erste. Fotoalben und Tagebücher zu führen hilft ebenfalls! Wenn Sie die immer mal wieder ansehen, merken Sie, was Sie alles geschafft haben. Sie erinnern sich, welche Phasen die Kinder durchgemacht haben – kurzum, es macht stolz und froh. Zumindest die eine oder andere Sternstunde oder besondere Phase sollten Sie auf diese Weise festhalten, ebenso WICHTIGE ENTWICKLUNGSSCHRITTE wie den Laufbeginn und das erste Wort. Hier möchte ich ein Plädoyer aussprechen für das gute alte Fotoalbum mit den schönsten oder typischsten Bildern und passenden Beschriftungen. Wie schön ist es für Kinder jetzt und später (auch noch als Erwachsene), ihre Fotos in einem Buch anzugucken und zu zeigen!

Vertrauen Sie Ihrem Kinderarzt

Kinder sind keine kleinen Erwachsenen. Aus diesem Grund gehen Sie mit Ihrem Kind zum Kinderarzt und nicht zum Erwachsenenmediziner. Genau genommen heißt mein Beruf nicht »Kinderarzt«, sondern »Facharzt für Kinder- und Jugendmedizin«, meine Kolleginnen und Kollegen und ich sind also Fachärzte für alle gesundheitlichen Probleme eines Menschen vor seinem 18. Geburtstag. Wenn Sie einen Kinderarzt gefunden haben, der Ihnen zusagt, dann setzen Sie bitte um, was er Ihnen rät! Gerade beim Thema Gesundheit sind Suchergebnisse aus dem Internet und »gute Tipps« von Bekannten oft von zweifelhafter Qualität. Lassen Sie sich nicht verunsichern! Ihr Kinderarzt kennt Ihr Kind persönlich, er weiß, welche Krankheiten es schon durchgemacht und wie es sich entwickelt hat. Aber selbst ohne Ihr Kind bisher gut zu kennen, kann er vieles einordnen.

Auch bei Erziehungsfragen kann Ihnen der Kinderarzt helfen. Dabei ist es übrigens egal, ob er selbst Kinder hat oder nicht. Er berät in seiner Praxis einfach sehr viele Familien mit ähnlichen Fragen und Problemen. Ein Kinderarzt entwickelt EINE GANZ EIGENE INTUITION und ein Gespür für seine jungen Patienten, nicht nur in medizinischer Hinsicht.

Wenn Sie also von allen möglichen Seiten unterschiedliche Tipps bekommen, wenn Ihrem Kind von Bekannten schlimme Diagnosen gestellt werden oder wenn Sie gefragt werden, ob Ihr Kind sich wirklich in einem normalen Tempo entwickelt: Vertrauen Sie Ihrem Kinderarzt!

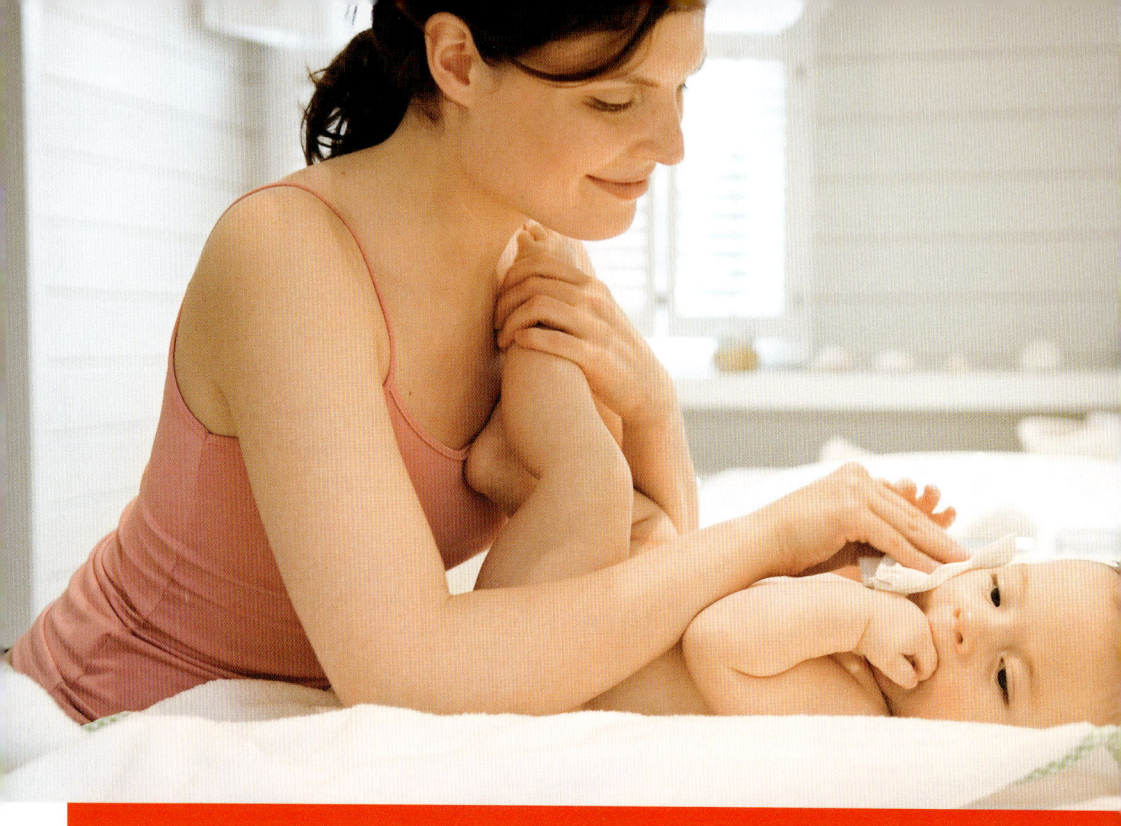

Ankommen
in der
Welt

2

→ »Wir nehmen, was kommt«, sagen werdende Eltern gern. Damit meinen sie, dass es ihnen egal ist, ob sie einen Jungen oder ein Mädchen bekommen. Sie zeigen sich als die gelassenen, annehmenden Menschen, die sie als Eltern gern sein möchten. So haben wir es auch getan. Nach der Geburt unserer ersten Tochter überwältigten uns dann die atemberaubende Zerbrechlichkeit des Neugeborenen und die große neue Verantwortung für das unbekannte Wesen.

Sorgen und Fragen der ersten Tage

»Wann kann mein Baby eigentlich etwas sehen?«, fragt mich eine Mutter bei der ersten Untersuchung. »Ab der ersten Sekunde«, antworte ich. Die ersten Tage als Eltern werfen HUNDERTE FRAGEN auf. Schon jetzt fürchten viele Eltern, etwas zu übersehen oder falsch zu machen. Um diese Sorgen zu mildern, gilt es jetzt vor allem, das Baby kennenzulernen, seine Lebensäußerungen zu verstehen. Schon um die Schwangerschaft ranken sich viele Mythen und Märchen. Seit der Idee der sogenannten sanften Geburt wird heute vieles anders gehandhabt als noch vor 30 Jahren. Aber in den Köpfen werdender Eltern stecken auch noch Meinungen der Großelterngeneration. Auch mir fiel es trotz meines damals gerade abgeschlossenen Medizinstudiums schwer, alles einzuordnen, was wir oder andere bei unserem Neugeborenen beobachteten. Nie sind unsere Sorgen so groß wie in den ersten Tagen – medizinisch sind sie aber meist unbegründet.

Babys müssen nach der Geburt schreien

→ Vielleicht haben Sie auch noch ein Foto davon in Ihrem ersten Album: Als Neugeborene wurden wir, kaum auf der Welt, an den Füßen hochgehalten, und uns wurde ein KLAPS AUF DEN PO gegeben. Das sollte unseren ersten Schrei beschleunigen – und das tat es auch!

Aber warum war dieser Schrei so wichtig? Wer schreit, schnappt nach Luft, und das heißt: Das Baby beginnt mit seinem ersten Schrei zu atmen, die Lunge entfaltet sich, und der Kreislauf stellt sich auf das Leben außerhalb des Mutterleibs um. Ein brüllendes Neugeborenes galt also als gesund und lebenstauglich, die Mutter und die Geburtshelfer konnten aufatmen. Blieb der Schrei dagegen aus, so wurde das Schlimmste befürchtet.

AUS DER PRAXIS

Die erste Beurteilung durch den Apgar-Score

Beim Neugeborenen ermitteln Hebamme und Geburtshelfer die Apgar-Werte, benannt nach der US-amerikanischen Anästhesistin Virginia Apgar, die sie 1952 vorstellte. Atmungs- und Kreislaufprobleme nach der Geburt, die bei zu langem Abwarten gefährlich würden, können mit der Beurteilung nach Apgar schnell erkannt und leicht behandelt werden. Die Geburtsbegleiter vergeben Punkte für Aussehen, Puls, Atmung, Reflexe und Muskelspannung des Babys. Bis zu zehn Punkte werden insgesamt vergeben und ins Untersuchungsheft eingetragen. Die Werte werden nach 1, 3, 5 und 10 Lebensminuten bestimmt. Nur der 10-Minuten-Wert sagt etwas aus über einen eventuellen Sauerstoffmangel unter der Geburt. Und da ist alles von 7 bis 10 Punkten in Ordnung, bei Frühgeborenen auch weniger. 10 Minuten hat das Neugeborene also Zeit, um »anzukommen«!

Bei uns hat sich übrigens folgende Merkhilfe zu den fünf Apgar-Komponenten verbreitet: Atmung, Puls, Grundtonus (Muskelspannung), Aussehen, Reflexe.

Heute wissen wir: Der Klaps war sinnlos. Babys müssen nicht nach der Geburt schreien, damit man feststellen kann, dass alles in Ordnung ist. DEN ERSTEN ATEMZUG tun sie auch, ohne einen Schrei auszustoßen. Auch dann stellt sich die Sauerstoffversorgung des Kreislaufs von der Nabelschnur auf die Lunge um. Ein Neugeborenes, das man direkt auf den Bauch der Mutter legt, macht diesen Atemzug eben dort, ganz friedlich und undramatisch.

02 Neugeborene
müssen rosig sein

→ Wenn ein Kind auf die Welt kommt, erschrecken seine Eltern oft wegen seiner unnatürlich wirkenden Hautfarbe. So haben sie sich das nicht vorgestellt! Meist ist die Haut des Babys bläulich oder gräulich oder sehr blass, was anzeigt, dass sie noch nicht optimal durchblutet ist. Das kann sie auch noch nicht sein, da die Sauerstoffzufuhr während der Geburt verringert war und der erste Atemzug noch aussteht. Doch keine Angst, mit zunehmender Atmung entwickelt sich die ROSIGE HAUTFARBE, die wir alle erwarten. Später wird die Hautdurchblutung im Tiefschlaf immer wieder mal »heruntergefahren«, sodass das Kind sehr blass aussehen kann, ohne deshalb aber unbedingt krank zu sein.

Die Menge an rotem Blutfarbstoff (Hämoglobin) ist bei jungen Babys verhältnismäßig hoch. Das eisenhaltige Hämoglobin hat unter anderem die Aufgabe, Sauerstoff zu transportieren. Im Blut des Babys ist aber noch so viel Hämoglobin enthalten, dass ein Teil davon nicht für den Sauerstofftransport benötigt wird. Dieser Anteil des nicht sauerstoffgesättigten Hämoglobins im Blut ist dann entsprechend hoch, selbst wenn die SAUERSTOFFSÄTTIGUNG DES BLUTES insgesamt bei ganz normalen 93 bis 99 Prozent liegt. Ist also an einen Teil des Hämoglobins wenig Sauerstoff gebunden, wirkt das Blut bläulich. Dieser »Blaustich« schimmert durch die Haut, deshalb erscheint sie bei jungen Säuglingen eher bläulich, zum Beispiel an den Händen, den Füßen und im Mundbereich. Das ist nicht als beunruhigend oder gar krankhaft zu werten! Erst wenn die Atmung angestrengt und beschleunigt bleibt, das Baby nicht gut trinkt oder sogar die Haut am ganzen Körper bläulich erscheint, könnte ein Lungen- oder Herzproblem vorliegen. Das sollte dann der Kinderarzt genauer untersuchen. Doch in den allermeisten Fällen helfen Abtrocknen, viel Hautkontakt mit der Mutter und ganz viel kuschelige Wärme. Damit unterstützen Sie die regelmäßige Atmung Ihres Neugeborenen wirkungsvoll und schenken ihm Nähe.

03 Mütter müssen glücklich sein

→ Jeder kennt das Klischee der glücklichen Mutter, die madonnengleich mild lächelnd auf ihren Säugling hinunterblickt. In diesem Fantasiebild schläft das Baby oder ist zumindest still. Weint es mal, braucht die Mutter es nur hochzunehmen, und schon ist es getröstet.

Natürlich ist es ein großes Glück, ein Kind zu bekommen. Aber die Realität sieht doch so aus: Eine Frau, die gerade eine Schwangerschaft und eine Geburt hinter sich hat, ist auch mal erschöpft und sorgenvoll. Die HORMONE FAHREN ACHTERBAHN. Durch die beginnende Milchbildung können die Brüste empfindlich sein. Um den vierten, fünften Tag wird das Baby so richtig hellwach und hungrig und lässt seine Stimme ertönen. Das ist der Zeitpunkt des sogenannten Heultags, wo viele Mütter nah am Wasser gebaut haben. Statt des reinen Glücks, das sie erwartet hat, stellen sich nun bei der frisch gebackenen Mutter gemischte Gefühle ein, sowohl ihrem Baby als auch dem Partner und ihrer allgemeinen Lebenssituation gegenüber. Das kann auch mal ein paar Tage dauern.

Bitte versuchen Sie nicht, um jeden Preis dem Bild der glücklichen Mutter gerecht zu werden, indem Sie gegen den Baby-Blues ankämpfen. Sie würden sich nur noch schlechter fühlen. Akzeptieren Sie den Zustand, er ist normal und auch durch die Hormonumstellung nach der Entbindung bedingt. Hebamme und Klinikpersonal wissen davon, weil es fast allen Müttern so geht. Sie können sich ihnen anvertrauen. Gäste, die erwarten, eine GLÜCKSTRAHLENDE MUTTER zu sehen, empfangen Sie erst, wenn der Blues sich verzogen hat. Mein Appell an die Großeltern: Lassen Sie der jungen Familie einige Tage Zeit, zu sich zu finden.

Sollten Sie als Mutter nach einigen Wochen keine Besserung Ihrer angespannten Gemütslage feststellen und das Gefühl haben, Ihrem Baby nicht wirklich nah zu sein, sprechen Sie unbedingt darüber mit Ihrem Partner, der Hebamme und/oder dem Arzt. Zehn Prozent aller jungen Mütter erkranken an einer sogenannten postpartalen Depression, die als behandelbare Krankheit anzusehen ist. Auch diese depressive Episode geht vorbei – wenn auch eher allmählich und manchmal

AUS DER FORSCHUNG

Wenn der Baby-Blues nicht gehen mag

Der sogenannte Baby-Blues (auch »Heultage« genannt) erwischt 50 bis 80 Prozent aller frischgebackenen Mütter und ist vor allem in der Umstellung des Hormonhaushalts begründet. In der Regel dauert er nur einige Tage. Von einer postpartalen Depression (PPD) spricht man, wenn Symptome wie gemischte Gefühle gegenüber dem Kind, Traurigkeit, Schlafstörungen und Verzweiflung dauerhaft, also über Wochen bis Monate anhalten. PPD bei der Mutter kann sich aber im gesamten ersten Lebensjahr eines Kindes noch einstellen, auch dann, wenn sie kurz nach der Geburt nicht unter dem Baby-Blues gelitten hat. 10 bis 15 Prozent aller Frauen sind betroffen, das sind zum Beispiel in Deutschland jährlich 70 000 bis 100 000. Besonders häufig leiden Erstgebärende darunter. Hormonelle Gründe sind auch hier im Spiel, es kommen aber meistens noch viele andere Faktoren hinzu. Das können Dinge wie zusätzliche Stressbelastungen oder der Wegfall von Hilfe sein. Es gibt aber auch Gründe, die eher mit der mütterlichen Persönlichkeitsstruktur zu tun haben, wie hohe Ansprüche an sich selbst, enttäuschte Erwartungen, Versagensgefühle (etwa wenn das Baby schreit), Sehnsucht nach dem »Leben vor dem Kind« und die Scham darüber.

PPD ist gut behandelbar, in Geburtskliniken oder von der Hebamme bekommen Sie Adressen von Selbsthilfegruppen, Neurologen und Psychotherapeuten. Einem Rückfall beim nächsten Kind können Sie außerdem aktiv vorbeugen: Bereiten Sie rechtzeitig ein Netzwerk von Hilfe und Unterstützung vor. Auch das Hormon Progesteron, nach der Entbindung als Injektion oder in Tablettenform vom Arzt verabreicht, stabilisiert den Gemütszustand der Mutter wirkungsvoll.

nur mit unterstützenden, auch medikamentösen Therapien. Wenn Sie eine post-partale Depression hatten, so heißt das auch nicht, dass der Start beim nächsten Kind gegebenenfalls wieder so schwierig wird. Das liegt vor allem an Ihren bereits gesammelten Erfahrungen als Eltern: Haben Sie beim ersten Kind noch HOHE ERWARTUNGEN an sich selbst gestellt, haben die sich beim zweiten schon relativiert. Sie können sich nun besser einschätzen, mit dem Stress besser umgehen und auf mehr Möglichkeiten zurückgreifen, um sich selbst zu helfen. Sie wissen dann, dass Sie es sich nicht selbst unnötig schwer machen müssen.

Sie brauchen sich keine Sorgen zu machen – Ihre Liebesbeziehung zu Ihrem Kind wird sich auf jeden Fall einstellen! Wie bei einer Partnerschaft ist es später egal, ob anfangs beim Kennenlernen die Liebe auf den ersten Blick entfacht wurde oder ob man sich eher allmählich einander angenähert hat.

04 Babys können kaum etwas sehen

→ Eine beliebte Frage an mich bei der Erstuntersuchung des Neugeborenen: »Ab wann kann unser Kind denn was sehen?« Es herrscht die weitverbreitete Auffassung, Neugeborene könnten in den ersten Tagen oder Wochen höchstens schemenhaft sehen. Umfangreiche Untersuchungen haben aber erwiesen, dass sie vom ersten Tag an ganz gut sehen, wenn auch zunächst nur auf die Entfernung einer Armlänge. Das hat die Natur sehr geschickt eingerichtet: Das Baby erkennt DIE VERTRAUTEN GESICHTSZÜGE SEINER ELTERN, wenn diese es auf ihrem Arm halten. Manchmal imitiert ein Säugling sogar die Mimik seiner Eltern – nachdem er dafür einen Moment zum Verarbeiten seiner Sinneseindrücke gebraucht hat. Bereits ab dem Alter von fünf bis sechs Wochen können die Eltern sich darüber freuen, dass ihr Lächeln erwidert wird – auch wenn ihr Baby sie vorerst »nur« nachahmt. Ein beglückendes erstes Feedback! Nach und nach kann das Baby in den ersten Monaten weiter in die Ferne scharf sehen und entsprechend »seinen Horizont erweitern«. Übrigens: die Augenfarbe kann im ersten Lebensjahr wechseln, etwa von Blau zu Braun.

05 Die Blutentnahme aus der Ferse tut weniger weh

→ Bei jedem Neugeborenen wird eine Blutentnahme innerhalb der ersten drei Lebenstage empfohlen, das sogenannte Stoffwechselscreening. Hier wird das Blut auf angeborene Stoffwechselerkrankungen untersucht, die man, frühzeitig entdeckt, medikamentös oder diätetisch behandeln kann. Die Blutentnahme erfolgt oft durch einen vermeintlichen »kleinen Piks« in die Ferse. Untersuchungen haben aber gezeigt, dass dies eine schmerzhafte Prozedur ist. Meist muss man mühsam das Blut aus dem Füßchen quetschen oder sogar mehrfach einstechen. Besser ist eine Blutentnahme aus einer Vene: Nur ein Stich, und das Blut fließt ohne Quetschen. Für die Eltern unangenehm mit anzusehen ist, wenn die Blutentnahme aus einer Vene am Köpfchen erfolgt. Hier sind beim Neugeborenen aber die Venen am besten zu sehen und zu treffen, so tut es dem Kind nicht so weh.

06 Mein Baby atmet unregelmäßig, da stimmt was nicht!

»Leonie atmet ganz komisch im Schlaf: Erst langsam, dann macht sie eine lange Pause. Dann saugt sie plötzlich tief die Luft ein und hechelt richtig!« Die Mutter ist besorgt, als sie mit ihrem Baby zur U2, der Vorsorgeuntersuchung im Alter von 3 bis 10 Lebenstagen, in die Praxis kommt.

Diese Atempausen, die bis zu 20 Sekunden dauern können, sind meist völlig normal. Man nennt das PERIODISCHE ATMUNG. Jedes Baby atmet ab und zu im Tiefschlaf so und schläft dann ganz ruhig weiter – übrigens tun das auch größere Kinder und sogar noch manche Erwachsene! Wenn Ihr Kind dabei aber blau anläuft oder auffällig blass oder fleckig aussieht, sollten Sie zur Abklärung rasch den Kinderarzt oder die Notfallambulanz aufsuchen beziehungsweise anrufen.

07 Mit kalten Füßen kann mein Baby nicht einschlafen

»Wenn ich mein Baby ins Bett lege, sind seine Füße eiskalt!«, klagt die Mutter des kleinen Kay. »Ich ziehe ihm dann ein zweites und drittes Paar Socken an und nehme die Füßchen in meine Hände, um sie warm zu kriegen.«

Solche Klagen höre ich in meiner Praxis oft. Dann erkläre ich, dass das Baby nicht wegen der kalten Füße schlecht einschläft, sondern eher wegen der elterlichen »Versorgung«. Erwachsene können mit kalten Füßen schlecht einschlafen, Babys dagegen stört das überhaupt nicht. Ständig kalte Füße sind bei ihnen normal, weil die HERZFERNEN KÖRPERTEILE noch nicht so stark durchblutet sind. Ich habe noch nie erlebt, dass ein Säugling mit warmen Füßen besser schlief! Auch werden Kinder mit kalten Füßen nicht schneller krank. Testen Sie Babys Wohlfühltemperatur im Nacken: Ist er schön warm und trocken, ist die Körpertemperatur in Ordnung. Ist er verschwitzt, ist Ihr Baby zu warm eingepackt. Auf keinen Fall sollten Sie Ihrem Baby eine Wärmflasche oder Ähnliches ins Bett legen.

08 Phototherapie ist gefährlich

→ In den ersten Tagen nach der Geburt, meist um den fünften Lebenstag, bekommen viele Neugeborene eine gelbe Hautfarbe, die in den nächsten Tagen wieder verschwindet. Man spricht von NEUGEBORENENGELBSUCHT. Neugeborene haben mehr vom roten Blutfarbstoff (Hämoglobin) im Blut als Erwachsene. Nach der Geburt wird überschüssiger Blutfarbstoff rasch abgebaut. Ein Abbauprodukt, das Bilirubin, wird dann zeitweise von der Leber nicht komplett weiterverarbeitet und lagert sich vorübergehend in der Haut ab. Das ist ganz natürlich, und in den meisten Fällen vergeht es um den fünften Lebenstag von selbst wieder, ohne Spuren zu hinterlassen. Gefährlich wird es jedoch, wenn die Bilirubin-Menge im Blut so stark hochschießt, dass sich das Bilirubin im Gehirn ablagert. Dort verursacht es bleibende Schäden. Die Phototherapie beugt dem vor, denn dabei wird das Bilirubin in der Haut umgewandelt und über den Urin ausgeschieden. Es hat somit keine Chance mehr, im Gehirn Schaden anzurichten.

Viele Eltern stürzt es in eine Krise, wenn ihr Baby mit Neugeborenengelbsucht noch in der Klinik unter blaues Licht gelegt wird. Schließlich bedeutet die Phototherapie eine ein bis zwei Tage andauernde Trennung von Mutter und Kind, die meist nur zu den Mahlzeiten unterbrochen wird. Außerdem machen sich viele Eltern Sorgen, die Therapie könne ihrem Kind schaden. Bei der Phototherapie kommt aber nicht, wie häufig angenommen wird, UV-Licht zum Einsatz. Es handelt sich lediglich um den BLAUEN ANTEIL IM NORMALEN TAGESLICHT. Es entstehen keine Schäden (etwa durch »Strahlung«), die Augen Ihres Kindes sind durch eine weiche »Brille« vor zu starker Blendung geschützt.

Um ganz sicher zu sein, ob Phototherapie nötig ist oder nicht, muss das Bilirubin per Blutabnahme gemessen werden. Aber gelbe Hautfarbe und vermindertes Trinkbedürfnis sind auch schon entsprechende Indizien. Im Zweifel fragen Sie Kinderarzt, Hebamme oder Kinderkrankenschwester um Rat.

Bei einer milden Gelbsucht, die keine Phototherapie erforderlich macht, gehen Sie mit Ihrem Kind VIEL INS TAGESLICHT. Stellen Sie außerdem sein Bettchen ans Fenster. Lassen Sie es aber bitte nicht stundenlang draußen in der Sonne »schmoren«! Häufig reicht die Lichtwirkung dann auch schon. Bieten Sie Ihrem Kind außerdem häufige Trinkmahlzeiten an, damit fördern Sie die Ausscheidung des Bilirubins über den Urin.

09 Kinder, die viel draußen sind, brauchen kein Vitamin D

→ Vitamin D ist streng genommen kein Vitamin, sondern ein Hormon. Es dient dazu, Kalzium und Phosphat aus der Nahrung im Darm aufzunehmen und in die Knochen einzubauen. Wenn ein Vitamin-D-Mangel besteht, so erfolgt der

Knochenaufbau nicht komplett. Daher wird generell empfohlen, gleich allen Babys 500 I. E. (Internationale Einheiten) Vitamin D pro Tag in Tabletten- oder Tropfenform zu geben – üblicherweise wählt man Tabletten, da sie einfacher und auch genauer zu dosieren sind. Damit ist die Vorbeugung gegen Rachitis, die Knochenerweichung, sicher gewährleistet.

Kinderärzte empfehlen, Kindern ab dem zehnten Lebenstag bis zum zweiten Geburtstag eine TÄGLICHE DOSIS VITAMIN D zu verabreichen. In meiner Ausbildung in der Kinderklinik habe ich einmal etwas erlebt, das ich nie vergessen werde: Ein Baby mit Rachitis hatte so weiche Schädelknochen, dass der Kopf sich wie ein Tennisball eindrücken ließ!

Es gibt immer wieder andere Stimmen, die sagen, es reiche aus, mit dem Kind viel ans Sonnenlicht zu gehen. Denn Vitamin D beziehungsweise seine Vorstufen kann der Körper auch mithilfe von Sonneneinstrahlung in der Haut selbst bilden. Kinder, die viel draußen sind, haben tatsächlich ein geringeres Risiko für eine Knochenerweichung. Tägliche Spaziergänge mit dem Baby im Kinderwagen sind grundsätzlich zu empfehlen.

Mütter, die ihrem Baby nicht gerne regelmäßig ein Medikament geben wollen, lassen sich schnell überzeugen von der Sonnenlicht-Theorie. Die Menge Vitamin D, die der Körper durch SONNENLICHT selbst bilden kann, wird aber überschätzt, da der Großteil der Haut meistens bedeckt ist. Gerade in unseren Breitengraden, wo die Sonneneinstrahlung nicht sonderlich stark ist, haben viele Säuglinge einen gewissen Mangel. Vitamin D wird ihnen weder über die Muttermilch noch über Flaschenmilch in der optimalen Menge zugeführt.

Zwar leiden nicht alle Kinder, die kein Vitamin D bekommen, gleich unter Rachitis – hier ist es nicht anders als bei anderen prophylaktischen Maßnahmen auch. Zudem ist die wirklich notwendige Dosis unklar; wahrscheinlich würden drei bis vier Gaben pro Woche auch ausreichen. Zum Glück, denn in der Realität wird die lästige Tablette, die auch noch vorher aufgelöst und dem Kind dann auf dem Löffel gegeben werden soll, sowieso häufig vergessen. Aber: Wenn Sie sie geben, sind Sie AUF DER SICHEREN SEITE und haben eine Sorge weniger. Denn Vitamin D schadet Ihrem Kind nicht. Erst eine Monatsdosis auf einmal würde hier als Überdosierung gelten. Also warum nicht eine so einfache, wirkungsvolle prophylaktische Maßnahme durchführen?

10 Am besten trage ich mein Baby im Autositz

→ Der Grundstein für diese weitverbreitete Meinung wird meist schon in der Entbindungsklinik gelegt: Dort empfiehlt das Pflegepersonal den Eltern, ihr Kind möglichst nicht auf dem Arm zu tragen, sondern ein fahrbares Bettchen zu benutzen. Den Weg nach Hause soll das Baby dann angeschnallt im Autositz antreten, und zwar AB SÄUGLINGSZIMMER. Damit will die Klinik Unfälle verhindern und sich selbst absichern. Junge Mütter sind halt oft noch wackelig auf den Beinen, junge Väter manchmal noch ungeübt im Umgang mit dem Familienzuwachs.

Manche Eltern halten daher von Anfang an den Autositz für den sichersten »Aufbewahrungsort« fürs Baby, nicht nur im Auto, sondern auch außerhalb. Sie schleppen ihn mitsamt Baby überall herum und lassen es auch gleich darin sitzen.

Alles spricht aber dafür, dass Sie den Sitz im Auto lassen – da gehört er nämlich hin – und Ihr Baby so oft wie möglich auf dem Arm tragen, statt es im Sitz zu parken:

→ Eltern lassen ihr Kind normalerweise nicht fallen. Ich habe allerdings in der Notfallpraxis schon viele Kinder gesehen, die aus dem Autositz gestürzt sind, weil die Eltern in der Hektik versäumt haben, sie anzuschnallen. Oder weil sie irrtümlich dachten, ihr kleines Baby könnte sich noch nicht hinauswinden.

→ Ein Neugeborenes wiegt mit Sitz locker das Zwei- bis Dreifache (Leergewicht der Sitze je nach Modell 3 bis 6 kg). Das ist sehr belastend für den Rücken, vor allem für den einer Frau, die gerade geboren hat. Klingt eigentlich logisch, trotzdem schleppen viele Mütter das Zusatzgewicht herum und denken, das müsse so sein.

→ Der beste Aufenthaltsort für das Baby in der Wohnung ist nicht Sitz oder Wippe, sondern eine KRABBELDECKE auf dem Boden oder ein Laufstall (um die Rücken der Eltern zu schonen, gibt es höhenverstellbare Laufstallmodelle).

Beherzigen Sie auf jeden Fall eines: Vom ersten Lebenstag an müssen Sie Ihr Kind im Sitz anschnallen, ob der sich im Auto befindet oder nicht! Das gilt natürlich auch später für Buggy und Hochstuhl. Achten Sie darauf, den Sitz nicht samt Baby erhöht abzustellen (etwa auf der Küchenanrichte), denn durch Ruckeln und Schaukeln kann er in Bewegung geraten und im schlimmsten Fall abstürzen.

11 Mein Baby überstreckt sich – das ist doch nicht normal

»*Wenn Philipp auf dem Rücken liegt, streckt er sich oft ganz unnatürlich nach hintenüber. Er schläft sogar manchmal so ein!*« *Diese Sorge höre ich oft in meiner Praxis, ich kann die Eltern aber fast immer schnell beruhigen.*

Mit zwei bis vier Monaten haben Babys schon Interesse an ihrer Umgebung und beginnen zu greifen. Viele versuchen jetzt, sich auf die Seite zu drehen. Der kleine NACHWUCHSFORSCHER Philipp erkundet seine Umgebung auch mit den Augen und will sehen, was hinter ihm ist. So kann es zu der eigentümlichen Haltung kommen. Da ich in der Praxis viele Kinder sehe, die das machen und sich ganz normal weiterentwickeln, kann ich den Eltern sagen: Es ist nur eine Phase. Oft hört man, dass die Haltung vermehrt bei Kindern mit neurologischen Erkrankungen oder Entwicklungsstörungen auftritt. Das ist nicht falsch, aber solange Ihr Kind sich gut entwickelt, trinkt und wächst, müssen Sie nicht besorgt sein, wenn es sich hin und wieder überstreckt – das wird Ihnen Ihr Kinderarzt bestätigen.

AUS DER PRAXIS

Anzeichen für eine ernste Erkrankung

Jede monotone Haltung, die ununterbrochen eingenommen wird, muss als krankhaft (pathologisch) eingeordnet werden. Das kann eine Vorzugshaltung des Kopfes sein, ein Fäusteln, die schlappe Froschhaltung der Beine, eine ständige Beugehaltung oder eben Überstreckung (Opisthotonus), ein ständiger Krampf der Streckmuskulatur des Rückens, der zur starken Rückwärtsneigung des Kopfes und Überstreckung der Extremitäten führt. Das kommt als Symptom bei neurologischen Erkrankungen vor, wie bei Stoffwechselerkrankungen, einer Gehirnblutung oder Meningitis. Dann sind auch die übrige Entwicklung und das Trinkverhalten auffällig. Gehirnblutung und Meningitis sind akute Ereignisse, meist mit Bewusstlosigkeit oder hohem Fieber: ein Fall für den Notarzt!

Kurse für Eltern und Kind

Kurse oder Gruppen für Eltern und Kind sind groß in Mode. Wunderbar, wenn Sie mit Ihrem Kind einen schönen Kurs gefunden haben, der Ihnen beiden Spaß macht. Aber hat einer von Ihnen keine Freude an der Unternehmung, dann gibt es keine Notwendigkeit, das Ganze weiterzuführen, weder aus medizinischer noch aus entwicklungsneurologischer Sicht! In Sachen Entwicklungsförderung versprechen insbesondere Kurse für Kinder im ersten Lebensjahr mehr, als sie halten. Lärm, volle und überwärmte Räume sind kein Hintergrund, auf dem Achtsamkeit entwickelt werden kann für das einzelne Kind.

12 Babyschwimmkurse
schützen vor dem Ertrinken

Unsere Nachbarin wurde beim Babyschwimmen aufgefordert, ihren drei Monate alten Sohn unterzutauchen – nicht nur um »tolle Unterwasserfotos« möglich zu machen, sondern auch damit er einen angeborenen Reflex nicht verliere, den sogenannten Tauchreflex. »Wenn ich diesen Reflex trainiere, kann ich Liam vor dem Ertrinken bewahren«, war sie überzeugt.

Es handelt sich hier um einen Reflex, der im Mutterleib stark ausgeprägt ist, sich aber nach der Geburt deutlich reduziert: Der Kehldeckel schließt sich beim Tauchen, und es gelangt dann kein Wasser in die Lunge. Dass es sinnvoll ist, diesen Reflex bei Babys zu trainieren, damit er möglichst weitgehend erhalten bleibt, ist jedoch sehr weit hergeholt. Denn wenn ein Baby sich UNBEAUFSICHTIGT AM WASSER aufhält und hineinfällt, könnte es auch mit geschlossenem Kehldeckel nicht überleben. Einen Reflex zu trainieren ist sinnlos – man hat ihn, weil man ihn benötigt, wie das Ungeborene im Fruchtwasser. Oder man braucht ihn eben nicht mehr, und dann hat er ausgedient und muss auch nicht trainiert werden.

Mit dem Argument der »Selbstrettung« nutzen Veranstalter von Babyschwimmkursen elterliche Ängste aus. Dabei ist die Gefahr eines Ertrinkungsunfalls bei kleinen Säuglingen doch sehr gering, solange Sie Ihr Baby nicht unbeaufsichtigt neben den Gartenteich oder einen Pool legen … Die Veranstalter sind die eigentlichen Nutznießer der angebotenen Babyschwimmkurse. Sie werben außerdem damit, das Wasser sei das NATÜRLICHE ELEMENT eines Menschenkindes, weil dieses doch vor der Geburt im Fruchtwasser gelebt hat. Das trifft auf alle Säugetiere zu, aber kein Landtier setzt seine Jungen bewusst einem »Schwimmtraining« aus. Bei allen setzt unmittelbar nach der Geburt die Lungenatmung ein, die uns für ein Leben an Land bestimmt.

Manche Kinder bewegen sich gerne im Wasser, andere sind ängstlich und brauchen im Schwimmbad, wo sie vielen Reizen ausgesetzt werden, viel Körperkontakt mit Mama. Probieren Sie es aus, wenn Sie möchten! Für die kindliche Entwicklung ist jedoch das STRAMPELN UND ROLLEN an Land entscheidend. Dort lernt Ihr Baby alles, was es braucht. Es braucht keinen »erweiterten Bewegungsraum« und weder Schwimm- noch Tauchfähigkeiten, um krabbeln und laufen

AUS DER FORSCHUNG

Schädliche Stoffe im Schwimmbadwasser?

Das beliebte Babyschwimmen, das die Koordination und den Gleichgewichtssinn der Kleinen verbessern soll, birgt auch Gefahren. Im Wasser entstehende Chlorverbindungen können die Atemwege schädigen: Das Chlor reagiert mit Harnstoff (auf der Haut der Babys) zu Trichloramin. Das deutsche Umweltbundesamt rät deshalb vom Babyschwimmen ab, wenn in der Familie Allergien bestehen. Es gebe ein erhöhtes Risiko für die Entstehung von Asthma. Allerdings ist dies bisher nur ein Verdacht. Weitere Messungen und Studien laufen derzeit, zum Beispiel auch zur alternativen Wasseraufbereitung mit Ozon. Auf jeden Fall wird empfohlen, vor und nach dem Schwimmen immer gründlich zu duschen, um die Entstehung von Trichloramin zu verringern.

zu lernen. Wenn es dann später schwimmen lernt, wird sein Tauchreflex in jedem Fall noch stark genug sein. Niemand kann Sie zwingen, Ihr Kind zu »tunken«. Wenn auch Ihnen das Untertauchen unachtsam erscheint und Sie auf schicke Unterwasserfotos verzichten können, dann lassen Sie es doch einfach sein.

13 Babymassage ist ein Muss

→ Diesem Irrtum sind wir bei unserem ersten Kind selbst erlegen. Schon früh fanden wir uns mit unserer kleinen Tochter wöchentlich beim Massagekurs ein, um daheim auf dem Wickeltisch das Erlernte anzuwenden! Sie mochte die Massagegriffe nicht, was wir aber recht lange ignoriert haben. Wurde uns doch immer wieder gesagt, wie wichtig und schön diese Art des KÖRPERKONTAKTES sei, um die Eltern-Kind-Bindung zu unterstützen, zur Entspannung des Kindes und zur Förderung seiner Verdauung. Unsere anderen Kinder wurden später mit viel Körperkontakt, Streicheln, Schmusen und Küssen, aber unmassiert groß und waren dabei voll Vertrauen.

Beobachten Sie mal Ihr schlafendes oder spielendes Baby. Was denken Sie: Müssen unsere Kinder wirklich von uns lernen, wie man sich entspannt? Brauchen sie dazu unser Zutun? Mit einer Bauchmassage kann sich schon mal ein quer sitzender Pups lösen. Probieren Sie es aus: Legen Sie sich Ihr Kind auf den Schoß und massieren den kleinen Bauch mit sanft kreisenden Bewegungen im Uhrzeigersinn. Dazu brauchen Sie nur einen schön warmen Raum, ein wenig Pflanzenöl und eine ruhige, warme Hand. Einen Kursbesuch brauchen Sie nicht.

Wir möchten Sie unbedingt dazu ermutigen, Ihrem Kind viel Nähe und Wärme zu geben, aber eben nicht »nach Programm«, um gezielt irgendetwas zu erreichen. Schmusen Sie mit Ihrem Kind, und STÄRKEN SIE SEIN URVERTRAUEN durch viel Hautkontakt. Probieren Sie aus, was ihm gefällt, und achten Sie dabei auf seine Signale. Wenn eine gezielte Massage Ihrem Baby gefällt, ist das wunderbar. Eine wirkliche medizinische Notwendigkeit für den Brauch, Säuglinge am ganzen Körper zu reiben und zu kneten, gibt es aber nicht.

14 Babys brauchen andere Babys

»Oh, an dem Tag kann ich nicht zur Vorsorge kommen. Dienstags haben wir Krabbelgruppe!« So etwas hören wir täglich in der Praxis bei der Terminvergabe.

Den Nutzen einer solchen Gruppe schätze ich nicht so hoch ein. Wenn kein anderer Termin in Frage kommt, erwarte ich von den Eltern meiner Patienten, zugunsten der Vorsorge einmal auf die Krabbelgruppe zu verzichten. Denn: INTERESSE AN GLEICHALTRIGEN entwickeln Kinder frühestens im zweiten Lebensjahr. Vorher kommen sie nicht zu einer echten Interaktion und können sich von anderen Babys nichts abgucken. Sie langweilen sich auch nicht ohne ein Kursangebot.

Natürlich haben Eltern-Kind-Kurse trotzdem ihre Berechtigung. Sie bieten Kontakt zu Erwachsenen in der gleichen Situation und Gelegenheit zum Erfahrungsaustausch. Sie sind eine schöne ABWECHSLUNG, wenn Ihnen daheim die Decke auf den Kopf fällt. Lassen Sie sich aber nicht dazu verleiten, Ihr Kind ständig mit anderen zu vergleichen, denn jedes hat sein individuelles Entwicklungstempo.

Ein Mutter/Vater-Kind-Kurs sollte Ihren Geldbeutel nicht zu sehr belasten. Die Freude am Miteinander und der Austausch sollten im Vordergrund stehen! Überlegen Sie vorab, ob das Angebot wirklich zu Ihnen passt:

→ Schaffen Sie es, gelassen und selbstbewusst mit dem aktuellen Entwicklungsstand Ihres Kindes umzugehen und sich nicht von Vergleichen verunsichern zu lassen?

→ Ist es für Sie leicht möglich, samt Baby zum Kursort zu gelangen, oder bedeutet der Weg dorthin jedes Mal zusätzlichen Stress für Sie?

→ Bei einem Massagekurs sind die Räume gewöhnlich gut warm, damit die Babys ohne Kleidung nicht frieren. Ist das für Sie selbst eventuell unangenehm?

→ Nach dem Schwimmen müssen Sie Ihr Baby anziehen und sicher ablegen, während Ihnen die Badekleidung noch am Körper klebt. Später müssen Sie alle mitgebrachten Utensilien teils nass wieder zusammenpacken. Ist das für Sie vorstellbar?

Wenn Sie solche Bedenken nicht haben, gehen Sie ruhig in einen Kurs, lernen Sie Leute kennen. Ihr Kind wird sich aber nicht schneller oder besser entwickeln.

Babypflege
ganz gelassen

Säuglingspflege ist eine Kunst, aber keine Wissenschaft! Ein Baby zu pflegen heißt weniger, bestimmte Handgriffe korrekt auszuführen, als vielmehr ZWISCHEN-MENSCHLICHE ERFAHRUNGEN zu ermöglichen. Beim Wickeln, Baden und Co lernen Sie und Ihr Baby einander intensiv kennen und haben Gelegenheit für kuscheligen Körperkontakt.

Seien Sie vor allem achtsam für die Signale Ihres Kindes: Was gefällt ihm? Was mag es offensichtlich nicht? Sie sollten natürlich tun, was nötig ist – aber nicht zu viel des Guten. Mit übertriebenen Sauberkeitsansprüchen tun Sie Ihrem Baby und sich selbst keinen Gefallen.

15 Beim Wickeln sollten wir schnell machen

→ Bei unserem ersten eigenen Kind hatten wir viele Förderideen. Dem Wickeln und der Pflege maßen wir dagegen weniger Bedeutung bei. Wir sahen unsere Aufgabe vielmehr darin, so oft wie möglich durch Singen, Klatsch- und Fingerspiele den Intellekt unserer Tochter anzuregen. Das Wickeln lief eher zügig ab, und sie schien es auch nicht so recht zu mögen. Wickeln ist aber wichtig. Es ist die häufigste Pflegetätigkeit und eine Quelle wichtiger Erfahrungen für das Kind.

Die Ausscheidungen unserer Kinder entzücken uns höchstens in den allerersten Lebenswochen. Ich möchte Ihnen aber empfehlen, eine positive Einstellung zum Wickeln aufzubauen: Sie werden es tausende Male tun müssen und viele Stunden AM WICKELPLATZ verbringen. Machen Sie es zu einer ruhigen und zärtlichen zwischenmenschlichen Handlung, das schenkt Ihrem Kind Vertrauen. Wenden Sie sich beim Wickeln und beim Pflegen von Anfang an Ihrem Kind mit Ihrer vollen Aufmerksamkeit zu. Erklären Sie ihm immer, was Sie gerade tun, auch wenn es Ihre Worte noch nicht versteht. Lassen Sie sich beim Aus- und Ankleiden Zeit. Auch kleine Spiele, Singen und »Gespräche« können auf dem Wickeltisch stattfinden. Unsere jüngeren Kinder machten schon früh gut mit, streckten den Po zum Sauberwischen hoch und reichten die Ärmchen zum Anziehen an. Danach waren sie immer SEHR ZUFRIEDEN und beschäftigten sich auch gerne eine Weile ohne uns. Auf diese Weise hatten wir weniger Mühe als die »flotten Frischmacher« in unserem Bekanntenkreis. Deren Kinder strampelten oft auf dem Wickeltisch oder machten sich steif wie ein Brett.

Natürlich ist im Alltag nicht immer Zeit für gemütliches Wickeln – zumal wenn schon Geschwisterkinder da sind oder Termindruck besteht. Keineswegs jedoch müssen Sie den sportlichen Ehrgeiz an den Tag legen, die Windel stets in wenigen Sekunden zu wechseln.

AUS DER PRAXIS

»Friedenserziehung beginnt auf dem Wickeltisch«

... sagte meine Berufskollegin, die Kinderärztin Emmi Pikler (1902–1984; siehe Buchtipp Seite 168). In ihrem Pflegekonzept sind Bindung und Beziehung, Respekt und Eigenständigkeit sehr wichtig:

→ Schenken Sie Ihrem Kind Ruhe, Zeit und Ihre volle Aufmerksamkeit. Bereiten Sie dafür den Raum gut vor und legen alle benötigten Utensilien bereit.

→ Kündigen Sie jeden Handgriff an, auch wenn Ihr Kind die Worte noch nicht versteht.

→ Halten Sie den Dialog mit Ihrem Kind aufrecht: Worte, Laute, Gesten, Blickkontakt.

→ Ermutigen Sie es zur aktiven Teilnahme: Nicht einfach an Armen oder Beinen ziehen, sondern das Kind zur entsprechenden Bewegung anregen.

→ Die Wickelfläche sollte durch Seitenteile abgesichert sein. Wenn Sie den Tisch in eine Zimmerecke stellen, sind schon mal zwei Seiten sicher.

→ Eine spezielle Wärmelampe zur sicheren Wandmontage im richtigen Abstand ist eine sinnvolle Anschaffung, denn Babys kühlen schnell aus, auch wenn wir selbst den Raum als angenehm warm empfinden.

→ Lassen Sie Ihr Kind nie allein auf dem Wickeltisch, auch nicht »ganz kurz«, um die Tür zu öffnen oder ans Telefon zu gehen!

16 »Milchschorf«
erstickt die Haarwurzeln

→ Viele Babys bekommen in den ersten Monaten einen talgartigen, schorfigen Belag auf der Kopfhaut, der korrekt Kopfgneis heißt (»Milchschorf« ist die alte Bezeichnung für die entzündliche Haut bei Neurodermitis). Wie Kopfgneis entsteht, ist nicht ganz klar, aber er ist VÖLLIG HARMLOS. Man vermutet als Ursache eine hormonell bedingte Überaktivität der Talgdrüsen. Versuche, den Kopfgneis mit Öl oder einer Bürste zu entfernen, sind meist nur kurzfristig erfolgreich. Wenn er einfach in Ruhe gelassen wird, verschwindet er spätestens bis zum Kleinkindalter von selbst. Den Haarwuchs beeinträchtigt er nicht, das Kind leidet nicht unter dem Belag, und er juckt nicht. Fangen Sie nicht an, Hautschüppchen mit den Fingern abzuziehen oder gar zu kratzen! Dann können sich kleine Wunden bilden, die sich oft entzünden.

17 Ohrenschmalz muss ich entfernen

→ Das Ohrenschmalz befeuchtet, schützt und reinigt die Haut im Gehörgang. Die Industrie treibt jedoch mit dem Verkauf von »Baby-Wattestäbchen« ein böses Spiel: Sie unterstützt das Bedürfnis vieler Eltern, dass ihr Kind porentief sauber ist. Glauben Sie nicht, das Ohrenschmalz hätte nur auf das Wattestäbchen gewartet und würde sich daran festkrallen, damit Sie es herausziehen. Die Gehörgänge von Babys und Kindern sind sehr kurz. Wenn Sie ein Wattestäbchen dort einführen, schieben Sie oft nur das Schmalz Richtung Trommelfell, was starke Schmerzen und schlimmstenfalls Verletzungen verursachen kann.
Die Gehörgänge werden beim Baden genug gespült. Entfernen Sie nur das, was Sie sehen und MIT DEM FINGER erreichen können, die Ohrmuschel säubern Sie mit Finger oder Waschlappen. Sparen Sie sich das Geld für die Wattestäbchen!

Viel Ohrenschmalz ist nicht schlimm, die Menge ist bei jedem Menschen unterschiedlich. Ganz selten einmal haben auch schon Kinder einen Schmalzpfropf im Gehörgang, der das Hörvermögen beeinträchtigt. Den können Sie aber nicht selbst entfernen. Wenn Sie den Eindruck haben, dass Ihr Kind nicht gut hören kann, gehen Sie mit ihm zum Kinderarzt!

18 Trockene Haut bedeutet Neurodermitis

»Ich mache mir solche Sorgen um Leons Haut. Schauen Sie mal – ist das etwa Neurodermitis?« Die Mutter des kleinen Leon zeigt mir rote, schuppige Stellen auf der Haut ihres Babys.

Manche Ärzte nehmen sehr schnell das Wort »Neurodermitis« in den Mund und lassen die Eltern dann mit ihrer Panik vor einer lebenslangen chronischen Erkrankung im Regen stehen. Dabei haben sehr viele Babys eine Neigung zu trockener Haut mit schuppiger Rötung, die über den ganzen Körper verteilt sein oder auch nur an einer Stelle auftreten kann. Der Haut fehlt hier das richtige Maß an FEUCHTIGKEIT UND FETT. Manchmal jucken die betroffenen Hautstellen auch, und das Kind leidet darunter.

Es ist aber bekannt, dass sich bei rund 80 Prozent der betroffenen Kinder die Hautprobleme im zweiten bis dritten Lebensjahr wieder legen und oft nie wieder auftreten. Daher ist es nicht nötig, hier sofort Angst zu schüren. Es handelt sich erst einmal um eine Neigung zu trockener Haut.

Die Hauttrockenheit kann durch übertriebene Pflegemaßnahmen verursacht werden, sie kann aber auch genetisch bedingt sein. Letzteres muss jedoch keineswegs heißen, dass die Eltern selbst diese Neigung auch haben oder hatten: Sie kann im GENETISCHEN CODE ENTHALTEN sein, ohne sich bei allen Familienmitgliedern auch wirklich bemerkbar zu machen.

Wirkt die Haut nur trocken, müssen Sie erst mal nichts tun. Lassen Sie sie so viel wie möglich in Ruhe. Übertriebene Hygiene kann sogar die Ursache dafür sein, dass

TIPP

Waschlappen, Wasser, Öl – das reicht

Solange Babys Haut gesund ist, braucht sie gar nichts. Selbst ein Bad braucht ein Säugling nicht öfter als einmal in der Woche, am besten verwenden Sie hierzu nur klares Wasser. All die Pflegeprodukte greifen die Haut mehr an, als sie zu schützen. Kaum hatten wir unser erstes Kind, wurden wir überschüttet mit Pröbchen von Cremes, Salben und Puder für »Babys zarte Haut« – schon in der Entbindungsklinik. Die Produkte haben wir nie benutzt. Auch bei der Reinigung des Windelbereichs rate ich von speziellen Pflegetüchern und parfümierten Lotionen ab. Verwenden Sie ein mit warmem Wasser getränktes weiches Tuch, etwa einen Waschlappen. Reicht Wasser mal nicht aus, nehmen Sie ein wenig Pflanzenöl. Babys Haut wird es Ihnen danken!

die Hautflora gestört ist. Treten jedoch Ekzeme auf (mit geröteten, schuppigen, vielleicht auch nässenden Stellen mit Juckreiz) und leidet das Baby sichtlich, können Sie es mit einer PFLEGECREME versorgen, die einen gut auf die Haut abgestimmten Fett- und Feuchtigkeitsgehalt hat. Ihr Kinderarzt oder Ihre Hebamme kann Ihnen ein Produkt empfehlen.

Kommt es zu Entzündungen mit nässenden Stellen oder gelblichen Krusten, besprechen Sie das weitere Vorgehen mit dem Arzt. Mit konsequenter Pflege kriegen Sie das Problem fast immer in den Griff. Es kann auch sein, dass der Arzt für kurze Zeit Cortisonsalbe verordnet, die hilft und bei vorübergehender Anwendung besser ist als ihr Ruf (siehe auch Seite 124).

19 Der Bauchnabel muss glatt und schön sein

→ Dieses Thema beschäftigt viele Eltern, die zu mir in die Sprechstunde kommen: »Im Nabel meines Babys hat sich Schmutz angesammelt« oder, bei kleinen Säuglingen: »Der Nabelschnurrest ist abgefallen, jetzt ist der Nabel ganz schmierig.«

Manchmal ist der Nabel des Babys auch etwas blutig oder riecht sogar unangenehm. Hier gilt die Devise: Unternehmen Sie zunächst einmal gar nichts und
vertrauen Sie der Natur!

Überschüssiges Sekret wird beim Baden automatisch weggespült. Machen Sie sich
nicht weiter am Nabel zu schaffen, das stört nur die Wundheilung und verursacht erneute Blutungen aus gerade frisch verschorften Wunden. Der Nabel ist
EINE EMPFINDLICHE REGION (das wissen Sie ja von Ihrem eigenen Nabel!) und kann sich schnell entzünden.

Wenn sich das Nabelinnere in den ersten Monaten tiefdunkel braunschwarz verfärbt,
gehört das zur normalen Nabelheilung. Die ehemaligen Blutgefäße bilden sich
zurück und werden zu Bindegewebe umgebaut, das dann mitunter dunkel
durchschimmert. Wenn sich die Haut um den Nabel herum jedoch rasch zuneh-
mend deutlich rötet, gehen Sie bitte mit Ihrem Kind zum Kinderarzt!

AUS DER PRAXIS

Nabelbruch – immer harmlos

Bei manchen Babys stülpt sich der Nabel beim Schreien heraus. Dann liegt ein Nabelbruch vor. Viele assoziieren das mit einem Leistenbruch, der zum chirurgischen Notfall
werden kann, weil sich Darmanteile im Leistenkanal einklemmen. Ein Nabelbruch ist
aber etwas anderes: Da, wo die Blutgefäße der Nabelschnur waren, ist jetzt schwaches
Bindegewebe und noch keine starke Muskelschicht. Dadurch können Darmanteile
herausgedrückt werden. Das kann mitunter tischtennisballgroße Knubbel geben, wenn
das Baby beim Schreien Druck im Bauch aufbaut. Aber ein Nabelbruch wird nie zu
einem Notfall, und er wird nicht operiert. Die Kinder werden im Laufe der Entwicklung
durch Drehen und Aufrichten ihre Bauchmuskeln trainieren und stärken.

Früher hat man den Knubbel zurückgedrückt und mit Heftstreifen Knöpfe oder Ähnliches daraufgeklebt. Heute weiß man, dass dies völlig unnötig ist: Mit dem zunehmenden »Bauchmuskeltraining« und der damit verbundenen Schließung der Muskellücke
bilden sich fast 100 Prozent der Nabelbrüche vollständig zurück. Ansonsten kann man
im Erwachsenenalter immer noch eine kleine »Schönheitsoperation« machen lassen.

20 Mit einem Baby im Haus muss alles peinlich sauber sein

→ Inzwischen weiß fast jeder, dass das Baby aus der Reinigungsmittelwerbung, das fröhlich zu seiner strahlenden Mutter krabbelt, und zwar über den ebenso strahlenden Fußboden, trotzdem krank werden kann. Die Rückstände des scharfen Reinigers können ihm sogar eher schaden als EIN WENIG DRECK. Dennoch waschen sich viele Eltern grundsätzlich die Hände, bevor sie ihren Säugling aufnehmen oder füttern. Babys brauchen zur Entwicklung ihrer Abwehrkräfte aber unbedingt Kontakt mit einer gewissen Menge an Bakterien. Weder Sie noch Ihre größeren Kinder müssen sich ständig die Hände waschen, bevor Sie das Baby auf den Schoß nehmen. Das würde lediglich eine Barriere schaffen und die Kontaktaufnahme zum Baby erschweren, die für die Bindung (mit allen Familienmitgliedern!) so wichtig ist. Lediglich nach dem Wickeln sollten Sie sich die Hände waschen und anschließend eincremen, damit Ihre Haut nicht trocken und rissig wird.

Der Einzige, der sich jedes Mal die Hände waschen beziehungsweise desinfizieren muss, bevor er Ihr Kind berührt, ist der Kinderarzt, damit er keine Bakterien anderer Patienten überträgt.

Ein bisschen Dreck kann übrigens das Risiko von Allergien vermindern: Präparate mit Milchsäurebakterien und Kolibakterien (ja, die aus dem Darm!) sollen Allergien vorbeugen. Erste Ergebnisse einer Studie der Berliner Charité zeigen, dass Kinder aus Allergikerfamilien, die in den ersten Lebensmonaten einen Cocktail aus abgetöteten Darmbakterien erhielten, unter anderem weniger häufig Neurodermitis entwickelten.

Eine weitere Erkenntnis lautet: Bauernhofkinder haben weitaus weniger Allergien als Stadtkinder. Das stellten die Wissenschaftler vor einigen Jahren fest. Man nimmt an, dass EIN BESTIMMTER STOFF IM STALLSTAUB das Immunsystem an einer überschießenden Reaktion hindert. Auch schon längere Urlaube auf dem Bauernhof, bei denen Ihr Kind sich viel im und um den Stall herum aufhält, können sich positiv auf das Allergierisiko auswirken.

21 Ich muss mein Baby regelmäßig auf den Bauch drehen

»Ich lege die Kleine jeden Tag ein paar Minuten auf den Bauch, damit sie lernt, den Kopf zu halten«, sagt die Mutter der fünf Wochen alten Sophie. Ich erkläre ihr, dass das Umdrehen nicht nötig ist. Sie wirkt ein wenig erleichtert: Sophie, ein sogenanntes Schreikind, jammert in der Bauchlage besonders kläglich.

Der Kopf eines ganz kleinen Säuglings sinkt in der Bauchlage meistens direkt wieder ab, denn es kann ihn noch nicht selbst halten. Dieser Entwicklungsschritt ist in seinem INNEREN ENTWICKLUNGSPLAN »noch nicht dran«. Häufig mögen die Kinder die Bauchlage dann noch nicht und weinen. Sie fühlen sich eingeschränkt in der freien Bewegung ihrer Arme und Beine und können den Kopf nicht mehr drehen, um sich umzusehen. In der Rückenlage fühlen sich die meisten Babys sicherer und wohler. Gönnen Sie Ihrem Kind dieses Gefühl. Stellen Sie für die ersten Lebenswochen kein Lernprogramm auf!

Wann ein Kind seinen Kopf selbst halten kann, ist individuell unterschiedlich. Zwischen dem dritten und dem sechsten Lebensmonat empfehlen Kinderärzte gelegentlich, die Bauchlage nun »anzubieten«. Das können Sie dann auch tun, wenn Ihr Baby nichts dagegen hat. Damit beugen Sie zudem einer Verformung des Kopfes vor, die durch die immer gleiche Lage entstehen kann (siehe Seite 66).

Aber in der Regel strebt das Kind die Bauchlage jetzt ohnehin ganz von selbst an, weil es sich allmählich aufs Krabbeln oder Rollen vorbereiten möchte – das heißt, es dreht sich aus eigenem Antrieb vom Rücken auf den Bauch. Es ist eine Freude, zuzusehen, wie AUFGEKRATZT UND STOLZ ein Baby ist, nachdem es sich zum ersten Mal aus eigener Kraft von der Rückenlage in die Bauchlage gedreht hat. Helfen Sie dabei also nicht allzu viel.

Zu diesem Zeitpunkt kann jedes Kind den Kopf zumindest eine kurze Zeit lang selbst halten, ohne das vorher »geübt« zu haben. Ein Baby, das kräftig genug ist, sich zu drehen, kontrolliert auch seinen Kopf. Glauben Sie mir: Sie müssen Ihr Baby nicht drehen und wenden, damit es groß und stark wird!

Mein Baby will immer sitzen

Die Mutter des sechs Monate alten Hasan wirkt erschöpft, als sie mit ihm zur U5 in die Praxis kommt. »Er will immer sitzen«, klagt sie entnervt, »das ist so anstrengend! Und schadet es nicht auch seinem Rücken?« Ein Hauch von Stolz darauf, dass Hasan schon so »weit« ist, schwingt aber auch in ihrer Stimme mit.

Schnell wird klar: Das Problem ist hausgemacht. Hasans Eltern haben irgendwann begonnen, ihn hinzusetzen, ob aus einem »Fördergedanken« heraus oder um ihn durch eine neue Position abzulenken. Wenn ein Kind in der Rückenlage den Kopf hebt und die Arme hochstemmt, um seine Bauchmuskeln zu trainieren, deuten Eltern das häufig als »Es will sitzen!«. Viele helfen dann nach und ziehen ihr Kind an den Armen hoch. Aber kein Mensch setzt sich normalerweise so auf.

Die Sitzposition – einmal erlebt – bietet einem Kind verlockende neue Möglichkeiten, ein weiteres Blickfeld zum Beispiel. Zu ärgerlich, wenn es diese Position nicht wieder von selbst einnehmen kann. Das Kind weint deshalb so lange, bis Mutter oder Vater es erneut hinsetzen. Da das Sitzen aber verfrüht und daher SEHR WACKELIG UND INSTABIL ist, kugelt es bald wieder um – und weint von Neuem. Das kann sich oft wiederholen … Hier rate ich Ihnen zu Geduld, das geht bis zur nächsten Vorsorgeuntersuchung vorbei. Bis dahin (etwa mit neun bis zwölf Monaten) hat Ihr Kind raus, wie es aus der Bauchlage über die Knie auf den Popo kommt, ist allgemein mobiler und zufriedener.

Solange Ihr Kind noch nicht sicher sitzen kann, setzen Sie es bitte nicht auf, auch nicht in den Hochstuhl und schon gar nicht in den Fahrradsitz. Beschränken Sie den Aufenthalt im Autositz auf die Dauer der Autofahrt, und befestigen Sie den Sitz so, dass Ihr Kind möglichst flach darin liegt. Zu Hause legen Sie es von Anfang an FLACH AUF EINE DECKE. Dann tun Sie alles Nötige für die gesunde Entwicklung von Babys Rücken. Trotzdem können Sie Ihr kleines Kind ruhig ab und zu mal auf den Schoß nehmen und an Sie angelehnt halten, das schadet weder seinem Rücken, noch verleitet es zu vorzeitigem Sitzenwollen.

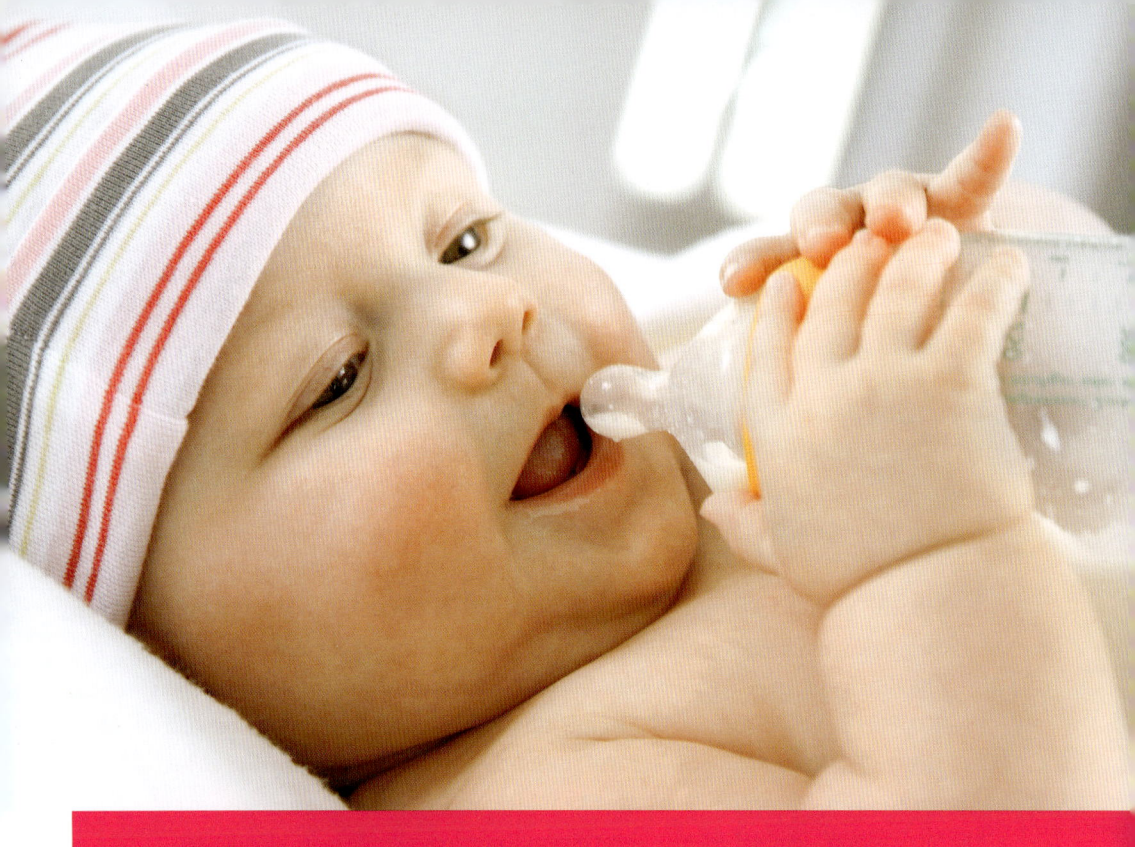

Ernährung
und
Verdauung

3

→ Bei keinem Thema weichen Wahrnehmung und Erwartungen der Eltern (und oft auch der Großeltern) so sehr von der Realität ab wie bei den grundlegenden Körperfunktionen. Meistens sind Wachstum, Appetit und Gewichtszunahme sowie die Ausscheidungen »normaler«, als die Erwachsenen denken.

Trinken und Verdauen im ersten Lebensjahr

Ob Ihr Baby voll gestillt wird, ob Sie ihm die Flasche geben oder bei Ihrem gestillten Kind mit der Flasche zufüttern: Es wird immer jemanden geben, der das kritisiert. Dem Flaschenkind sagt man Allergien, verzögerte Entwicklung oder Übergewicht vorher, dem voll gestillten Kind Hungersnot oder Krämpfe. Wir haben das als Eltern selbst erlebt. Ich weiß, wie schwer es ist, hier EIN DICKES FELL zu entwickeln – möchte doch niemand etwas falsch machen, schon gar nicht auf dem Gebiet der Ernährung. Wichtig ist, dass Sie als Eltern sich nicht verrückt machen, Ihre Linie nach einiger Zeit finden, dabei aber flexibel bleiben.

Zwar empfehle ich grundsätzlich das Stillen, es entspricht der Richtlinie der Weltgesundheitsorganisation WHO. Außerdem wurden zwei unserer Kinder gestillt, und unsere persönlichen Erfahrungen waren gut. Aber Kinder werden groß, und Kinder werden in aller Regel auch GESUND UND KLUG, ob sie nun Muttermilch, Fertignahrung oder beides trinken. Deswegen verkünde ich hier nicht die aktuelle Richtlinie, sondern möchte ein paar gängige Irrtümer entkräften und Sie im Übrigen ermutigen, aufmerksam auf Ihr Baby und seine Signale zu achten.

23 Ich muss mein Baby nach der Uhr füttern

→ Auf den Neugeborenenstationen der Siebziger- und Achtzigerjahre wurden Babys alle vier Stunden ihren Müttern zum Stillen gebracht, ob sie gerade hungrig waren oder nicht. Heute dagegen respektiert man die SIGNALE DES BABYS, mit denen es zeigt, ob und wie viel es trinken möchte: Man füttert »ad libitum« und respektiert damit das Trinkbedürfnis des Babys, das selbst am besten weiß, wann es etwas braucht und wie viel.

Noch heute verbreitet ist jedoch die Meinung, dass man ein Baby nicht öfter als alle zwei Stunden füttern sollte. Die Begründung: Es verursache Bauchweh, wenn frische Milch im Magen auf die »angedaute Milch« treffe. Das mag im Einzelfall auch mal passieren. Wenn Ihr Baby aber oft schon nach einer Stunde wieder trinken möchte und nach der Mahlzeit nicht regelmäßig weint, müssen Sie sich keine Gedanken machen.

Babys haben keine eingebaute Uhr, und sie haben keinen angeborenen Rhythmus – den erlernen sie erst nach und nach. So manches Kind schläft an der Flasche oder beim Stillen ein, weil das Trinken es noch sehr anstrengt. Nach ein paar Minuten oder einer halben Stunde wird es wieder wach und stellt fest: »Hoppla, ich war ja noch gar nicht fertig!« SEIN NATÜRLICHES HUNGERGEFÜHL sagt ihm, dass es noch mehr Nahrung braucht. Wenn Sie jetzt auf die Uhr schauen und sagen »Nein, nein, du bist noch gar nicht wieder dran«, wird Ihr Kind schreien – und zwar völlig zu Recht!

Sie könnten Ihr Baby durchaus »auf die harte Tour« an einen Rhythmus gewöhnen, aber das würde nur unnötigen Stress für alle Beteiligten bedeuten. Außerdem verhindert es unter Umständen auch, dass Ihr Kind später gesunde Essgewohnheiten entwickelt. Erfüllen Sie seine Bedürfnisse – oft reichen beim Nachfüttern wenige Milliliter aus, und Ihr Kind schläft selig auch mal vier Stunden am Stück.

Umgekehrt gilt entsprechend: Kein Kind verhungert, wenn es nachts mal acht Stunden oder länger schläft. Bloß nicht zur Mahlzeit wecken! Das bringt normalerweise nichts, da Ihr Baby vor lauter Müdigkeit dann nicht viel trinkt. Es hat gerade das Bedürfnis nach Schlaf, nicht nach Nahrung. Wenn es aber Hunger hat und bereit ist, viel zu trinken, wird es wach und meldet sich.

Je länger Sie Ihr Baby kennen, desto eher werden Sie seine Signale wahrnehmen, mit denen es Hunger anmeldet – noch bevor es anfängt zu weinen. Zum Beispiel:

→ saugende Mundbewegungen und Sauggeräusche,

→ Schmatzgeräusche,

→ Lippenlecken und Herausstrecken der Zunge,

→ schnelle Bewegungen der Augen,

→ am Händchen saugen.

Dagegen muss nicht jedes Weinen Hunger bedeuten, sondern kann zum Beispiel auch Sehnsucht nach Nähe ausdrücken.

3

24 Ich muss auf die Trinkmenge meines Babys achten

→ Ein gestilltes Baby wird angelegt, wenn es Hunger anmeldet. Wie viele Milliliter es dann trinkt, weiß seine Mutter nicht. Das Baby weiß es aber, es holt sich, was es braucht. Es trinkt genau die richtige Menge, wenn es richtig angelegt ist und gut an der Brust saugt.

Auch beim Flaschenkind gilt die Grundregel »Jedes Kind holt sich, was es braucht«. Das heißt, die Eltern bieten die Nahrung an, und das Kind entscheidet, wie viel es davon trinkt. Das darf deutlich über und deutlich unter dem Durchschnitt liegen, schon von Anfang an.

Bei Kindern, die nur BABYMILCH AUS DER FLASCHE bekommen, erliegen Eltern regelmäßig der Versuchung, auf die Trinkmenge zu achten und zu rechnen: »Mein Kind trinkt nur 150 Milliliter pro Mahlzeit. Laut Packungsbeilage sollten es aber 200 Milliliter sein!« Die Faustformeln mit den Angaben von Durchschnitts-, Mindest- und Höchsttrinkmengen auf den Kartons oder Packungsbeilagen des Milchpulvers lösen oft eine große Unsicherheit aus, das Kind könnte zu wenig oder – seltener – zu viel trinken. Welche Konsequenzen hat die Kontrolle der Trinkmengen? Man kann ein Kind ja nicht zum Trinken zwingen. Hier liegt der Leidensdruck allein bei den Eltern, die Kinder sind in der Regel völlig gesund! Nur haben die Babys die Packungsbeilagen nicht gelesen.

Manchmal sind vermeintliche Trinkprobleme rasch gelöst: Wenn Sie merken, dass Ihr Flaschenkind kräftig nuckelt, ohne viel zu sich zu nehmen, probieren Sie es mit einem neuen Flaschensauger – ein größeres Saugerloch oder ein Loch mehr. Die Sauger müssen auch der Beschaffenheit der Milchnahrung angepasst werden. Lassen Sie sich in der Apotheke oder von Ihrer Hebamme beraten.

25 Wir müssen unser Kind täglich wiegen

»Ich möchte wissen, ob meine Tochter auch ordentlich wächst und gedeiht«, sagt der Vater der sechs Wochen alten Katinka, als die beiden wegen einer Erkältung der Kleinen in die Praxis kommen. »Könnten wir heute auch noch wiegen?«

Ein Baby außer der Reihe zu wiegen ist im laufenden Praxisbetrieb normalerweise nicht möglich, es ist aber auch nicht notwendig, solange das Baby fit und gesund wirkt. Ein Gewichtsverlust nach der Geburt ist beim Säugling zunächst völlig normal: Die Bildung der Muttermilch kommt erst ein paar Tage nach der Geburt richtig in Gang. Vorher schlafen Neugeborene viel und »erholen« sich von der Geburt. So nehmen sie erst mal ab. Es ist allerdings sehr wichtig für die weitere Bildung der Muttermilch, dass Sie Ihr Kind von Anfang an häufig anlegen.

Innerhalb der ersten 14 Lebenstage wird das Geburtsgewicht wieder erreicht. Es reicht aus, einmal in diesen ersten Lebenstagen festzustellen, ob das Gewicht eine TENDENZ NACH OBEN entwickelt. Danach genügen die Gewichtskontrollen bei den Vorsorgeuntersuchungen (mit vier Wochen, drei, sechs und zwölf Monaten), solange das Kind gut trinkt, annehmbar schläft und gesund ist. Jedes Kind hat dabei sein eigenes Entwicklungstempo.

Sparen Sie sich zu häufige Kontrollen und das Registrieren jeder Schwankung (die es phasenweise gibt). Sie dürfen Vertrauen haben in die körperliche Entwicklung Ihres Kindes. Das ist hilfreich beim Umgang mit ihm und schenkt Ihnen Sicherheit.

Ich darf meinem Stillkind keine Flasche geben

→ Diese Theorie wird unter dem Begriff »Saugverwirrung« diskutiert. Das Trinken aus der Flasche kann für ein Neugeborenes einfacher sein als das an der Brust. Will eine Mutter stillen, möchten sie und die Hebamme nicht, dass das Baby in den ersten Tagen Flaschen trinkt, da sonst die Milchbildung nicht richtig in Gang kommt. Mutter, Kind und die mütterliche Brust müssen sich zunächst AUF DAS STILLEN EINSTELLEN und sich daran gewöhnen.

Wenn das Stillen aber einmal läuft, bevorzugen Babys auf jeden Fall Mamas Brust. Es fällt ihnen nicht ein, sie abzulehnen, nur weil sie mal eine Flasche getrunken haben. Wenn Sie also mal ausgehen wollen, können Sie ruhig ausprobieren, ob

3

AUS DER FORSCHUNG

Das »gelangweilte Immunsystem«

Eine Auswertung von 217 Studien führte im Jahr 2009 zu einer neuen Leitlinie zur Allergieprävention der Gesellschaft für Pädiatrische Allergologie und Umweltmedizin. Darin wird das ausschließliche Stillen über vier Monate empfohlen, aber nicht unbedingt länger. Die Beikosteinführung weiter hinauszuzögern, also länger als vier Monate voll zu stillen, hat keinen vorbeugenden Effekt. Wissenschaftler vermuten sogar, dass Eltern den günstigsten Moment zur Toleranzentwicklung verpassen, wenn sie zu spät andere Nahrung als Muttermilch anbieten, das heißt, es ist dann wahrscheinlicher, dass ihr Kind auf bestimmte Lebensmittel allergisch reagiert. Grundlage ist die »Theorie des gelangweilten Immunsystems«: Hat es nichts zu tun, kommt es auf dumme Gedanken.

Ebenso sollten Eltern bei der Beikosteinführung diejenigen Lebensmittel, die bekanntermaßen häufig Allergien auslösen, wie zum Beispiel Kuhmilch, Ei oder Gluten, nicht ausdrücklich meiden. Auch wenn die Mutter oder der Vater gegen bestimmte Lebensmittel allergisch sind, ist es das Kind nicht zwangsläufig ebenfalls.

Ihr Baby eine Flasche mit abgepumpter Muttermilch trinken mag. Wenn Ihnen das Abpumpen nicht liegt, kann in der Flasche auch angerührte Babymilch sein. Durch eine gelegentlich weggelassene Mahlzeit wird die mütterliche Milchproduktion nicht nachhaltig gestört.

Alternativ können Sie ausprobieren, Ihr Kind ab vier bis sechs Monaten vom Löffel MIT ERSTEM BREI ZU FÜTTERN und ihm Milch oder Wasser aus einem kleinen Trinkglas anzubieten. Wenn Sie nicht oder nicht mehr voll stillen können oder wollen, können Sie so das Zufüttern mit der Flasche umgehen – denn es gibt meiner Erfahrung nach mehr Babys, welche die Flasche nicht annehmen, als solche, die auf einmal die Brust ablehnen.

Es spricht aber auch nichts dagegen, wenn Sie Ihr Kind länger als vier bis sechs Monate stillen möchten. Dann sollten Sie ihm aber BEIKOST anbieten, denn der Nährstoffgehalt der Muttermilch allein ist jetzt für die weitere Entwicklung Ihres Kindes nicht mehr ausreichend. Natürlich können Sie Ihr Kind zusätzlich stillen, so lange Sie möchten.

27 Das »Bäuerchen« muss sein

Die Mutter des kleinen Jan hat ihn in unserer Praxis-Stillecke gefüttert. Jetzt hängt er wie ein Sack über ihrer Schulter und wirkt hundemüde. »Ich möchte, dass er gleich auf jeden Fall schläft, und er hat sein Bäuerchen noch nicht gemacht!« Ihr Baby an ihrer Schulter wiegend, geht sie im Flur auf und ab und klopft Jan gleichzeitig den Rücken, erst sanft, dann immer verzweifelter.

Aufstoßen und so den Magen »entlüften« – das kann Ihrem Baby helfen, später nicht spucken zu müssen oder sich unwohl zu fühlen. Wenn das Bäuerchen zügig kommt – wunderbar. Aber wenn Ihr Kind Ihnen nach dem ersten Versuch nicht den Gefallen tut, zu rülpsen, dürfen Sie es durchaus ohne Bäuerchen hinlegen. Das ist dann auch ungefährlich. Ihr Kind hat nun mal nicht nach jedem Trinken überschüssige Luft im Bauch, die es loswerden muss: Bei einer hektischen Mahlzeit schluckt es eher viel Luft beim Trinken mit, beim ruhigen Nuckeln, etwa beim Einschlafen, wenig bis keine. Auch führt geschluckte Luft nicht bei jedem Kind zu Unwohlsein oder Unruhe.

Bei unserem dritten Kind schliefen Mutter und Kind nach dem nächtlichen Stillen im Liegen einfach weiter. Die Jüngste »verschlief« das Bäuerchen – ihre Müdigkeit war stärker. Sie spuckte dann schon mal im Schlaf, das hat aber weder sie noch uns groß gestört.

28 Ein Baby, das schreit, hat Blähungen

»Florian schreit so viel, vor allem abends, er lässt sich kaum beruhigen«, berichtet mir die Mutter des Kleinen. »Er hat dann so viel mit den Blähungen zu tun! Er krampft beim Pupsen, also zieht die Beine an und schreit ganz laut.«

Bei vermeintlichen Blähungen ihres Babys wünschen Eltern oft, dass ich ihm Kümmelzäpfchen verschreibe, welche die Blähungen reduzieren sollen. Oder entschäumende Tropfen, die im Magen Gasblasen zerfallen lassen, damit Blähungen gar nicht erst entstehen. Zu diesen Gelegenheiten berate ich die Eltern zunächst, denn ganz so einfach ist das mit dem Schreien in meinen Augen nicht: Es ist gar nicht sicher, dass das Baby unter Blähungen leidet, die Medikamente ihm helfen und damit die Ursache der ABENDLICHEN »SCHREISTUNDE« behoben ist. Den Eltern erkläre ich dann Folgendes:

→ »Pupsen« ist ganz normal. Es gehört zum Verdauungsprozess, schmerzt Babys nicht mehr als uns und muss nicht behandelt werden. Wenn ein Baby Winde nicht ablassen kann, wenn also die Luft im geblähten Bauch bleibt, hilft oft eine sanfte BÄUCHLEINMASSAGE MIT KÜMMELÖL. Sie ist in jedem Fall wohltuend und beruhigend, auch wenn Blähungen nicht die Ursache für Babys Unzufriedenheit sind. Ihre Hebamme kann Ihnen zeigen, wie's geht. Natürlich können Sie es nach Rücksprache mit dem Kinderarzt auch mit Zäpfchen oder Tropfen probieren, die jedenfalls nicht schaden.

→ Dass ein Kind immer abends schreit, ist nicht unbedingt ein Hinweis auf Blähungen – es verdaut schließlich den ganzen Tag über.

→ Wenn ein Kind schreit, hat es nicht unbedingt Schmerzen. Es hat irgendein Bedürfnis, etwa nach Nähe oder nach einer trockenen Windel – auch das kann es ja nur durch Schreien äußern. Das Anziehen der Beinchen kommt auch bei wütendem Schreien vor und muss nicht auf Krämpfe hindeuten. Von »Krampfen« spricht der Kinderarzt übrigens nur bei Epilepsie und Fieberkrampfanfällen.

Für Eltern ergibt sich daraus EIN GEWISSER FORSCHUNGSAUFTRAG: herausfinden, warum ihr Baby schreit. Ihm eine Still- oder Flaschenmahlzeit anbieten, die Windel kontrollieren, im Nacken die Wohlfühltemperatur testen (siehe Seite 24) und ihm eventuell etwas aus- oder anziehen, das Kind einfach ruhig in den Arm nehmen und halten.

Im Laufe der Monate lernen Sie Ihr Kind besser kennen: Viele Eltern können dann an der Art des kindlichen Schreiens erkennen, was ihm gerade fehlt.

Es ist auch möglich, dass ihm die innere Ruhe fehlt, das ist gerade bei den abendlichen Schreistunden oft der Fall. Das ganze Leben ist für das Baby neu, selbst den eigenen Körper, zum Beispiel die Händchen, muss es erst kennenlernen. Am Abend ist dann »sein Speicher voll«, und es verarbeitet die Erlebnisse des Tages durch Schreien. Da hilft kein Wiegen und Herumtragen, das lenkt höchstens ab und »betäubt« bestenfalls vorübergehend. Zäpfchen und Tropfen gegen vermeintliche Blähungen zu geben macht die Reizüberflutung noch schlimmer. Wer schreit, schluckt übrigens auch viel Luft, die durch vermehrtes Aufstoßen oder Pupsen wieder herausmuss. DIE BLÄHUNGEN KOMMEN ALSO VOM SCHREIEN, nicht das Schreien von den Blähungen.

Geben Sie Ihrem Kind Nähe, halten Sie es ruhig im Arm, auch wenn es schreit, das hilft. Dann kann es besser den Tag verarbeiten. Gehen Sie vor allem bei der Pflege, beim An- und Ausziehen, beim Füttern ruhig mit Ihrem Kind um.

Je ruhiger der Tag, desto ruhiger die Nacht! Dabeisein bei der Gartenparty, Verwandtenbesuch empfangen, im Kinderwagen durch die Stadt geschoben werden – all das ist aufregend, aber auch anstrengend für Ihr Baby. Sorgen Sie immer mal wieder für Tage, an denen Ihr Kind nur im vertrauten Familienkreis bleibt, in aller Ruhe gefüttert und gewickelt wird und zum Müdewerden einfach auf der Decke strampeln darf. Das sind schon genug Reize für einen so kleinen Menschen!

Weil ich stille, muss ich aufpassen, was ich esse

»Linsensuppe?« Eine Freundin beugt sich kopfschüttelnd über den Topf, in dem ich gerade das Mittagessen wärme. »Charlotte stillt doch – na, ihr habt ja Mut. Da wird die Kleine ja schöne Blähungen kriegen!«

Neue Erkenntnisse besagen, dass Mütter während der Stillzeit keine bestimmte Diät halten sollen. Sie sollen einfach von allem, was ihnen schmeckt, essen, informiert die La Leche Liga, die Stillende berät (Adresse siehe Seite 169). Wenn die Mutter sich ausgewogen und vielseitig ernährt, ist die Muttermilch so zusammengesetzt, dass ihr Baby immer alles bekommt, was es braucht. Die Muttermilch versorgt das Baby auch hinreichend mit den wichtigen Mineralstoffen EISEN, KALIUM UND KALZIUM. Daher sind entsprechende Präparate für Mutter und Kind nicht notwendig. Auch die anderen Mineralstoffe sowie Fettsäuren und Vitamine liefert die Muttermilch in ausreichendem Maße. Tipps zu einer ausgewogenen Ernährung finden Sie ab Seite 58.

Was Zwiebeln, Kohl, Chilischoten und Co betrifft, gilt: Die mütterliche Ernährung beeinflusst die Zusammensetzung der Muttermilch, aber die Auswirkung einer Mahlzeit auf die Befindlichkeit des Stillkindes ist viel geringer, als gemeinhin angenommen wird. Es gibt auch gestillte Babys, denen ist völlig egal, was Mama isst – selbst das für seine Schärfe berühmte mexikanische Essen macht ihnen nichts aus. Ich kenne eine Familie, in der die Mutter von ihrer Leidenschaft für SCHARF GEWÜRZTES auch in der Stillzeit nicht lassen wollte. Die einzige Folge war, dass ihr Kind im Kleinkindalter bereits auch gerne mexikanisch aß! Sie müssen also nicht von vornherein Ihr Essverhalten total einschränken und sich so in einer ohnehin anstrengenden Zeit ohne Not zusätzlichen Verzicht aufladen. Die Tasse Kaffee am Morgen, ab und zu scharf gewürztes Essen, eine Portion Hülsenfrüchte, die Knoblauchzehe im Salat – das wühlt Ihr Baby noch nicht auf. Auch eine Orange, die Mama isst, macht beim Baby noch keinen wunden Po. Zudem gibt es andere mögliche Gründe für vermeintliche Blähungen und Unruhe oder für Wundsein im Windelbereich (etwa Pflegeprodukte oder eine Windelmarke, die das Baby nicht verträgt).

Übertreiben sollte man es natürlich nicht: Eines Tages behandelte ich in der Ambulanz ein laut schreiendes Baby mit einem trommelgleichen Blähbauch. Die Mutter hatte fast ausschließlich Zwiebeln gegessen, in der Meinung, das sei gut für die Milchbildung.

Eine klare Warnung möchte ich aussprechen: Meiden Sie in der Stillzeit Alkohol und Nikotin, ebenso wie mehr als ein, zwei Tassen Kaffee am Tag. Die enthaltenen Stoffe gehen in die Muttermilch über und können Ihrem Baby ernsthaft schaden.

30 Babys müssen regelmäßig »groß« machen

»Herr Doktor, wir machen uns solche Sorgen! Sechs Tage hatte Linnea jetzt schon keinen Stuhlgang!« Das berichtet mir der Vater der Kleinen und fragt mich, ob man da nicht mit einem Medikament nachhelfen müsse.

Wie oft ein junger Säugling sein »großes Geschäft« in die Windel macht, ist für Eltern recht wichtig. Fast immer kann ich hier aber beruhigen und Entwarnung geben: Bei gestillten Säuglingen ist eine Darmentleerung zehnmal täglich möglich, aber auch einmal alle zehn Tage. Muttermilch ist so zusammengesetzt, dass sie quasi komplett verdaut wird. So landet weniger beziehungsweise seltener etwas in der Windel, als Eltern anfangs oft erwarten. Auch hat jedes kindliche Verdauungssystem sein INDIVIDUELLES TEMPO. Viele gestillte Babys machen nur einmal pro Woche die Windel voll, gedeihen prächtig und leiden nicht. Der Rhythmus kann mitunter auch mal im Laufe der ersten Lebensmonate rapide wechseln, sodass nach Wochen mit täglich mehrfachem Stuhlgang plötzlich eine Woche lang nichts passiert. Kein Grund, sich Sorgen zu machen!

Flaschenmilch dagegen wird anders verdaut als Muttermilch – nicht komplett, deshalb wird mehr und regelmäßiger ausgeschieden. Flaschenmilchstuhl ist deshalb meist auch fester. Aber ich habe auch schon viele gesunde Flaschenkinder gesehen, die ihren Darm nur alle zwei bis drei Tage entleerten, trotzdem nicht litten und keine Verstopfung bekamen. So lange können Sie also ruhig abwarten, bevor Sie zum Kinderarzt gehen. Wenn er keine schweren gesundheitlichen Probleme feststellt, wird er ein »Mini-Klistier« zur Erleichterung der Darmentleerung verschreiben. In der Regel handelt es sich um ein vorübergehendes Phänomen! Ein tägliches Geschäft ist auch beim Flaschenkind kein Muss.

31 Grüner Stuhl ist nicht normal

»Jetzt ist Linneas Windel voll, aber der Stuhl ist giftgrün und ziemlich schleimig!« – kaum sind die Eltern der Kleinen ihre Sorge los, Linnea hätte Verstopfung, taucht schon die nächste Frage auf.

Auch hier kann ich beruhigen: Bei Muttermilchstuhl gibt es alle Schattierungen von Gelb und Grün. Sie sind alle normal, solange es dem Baby gut geht. Grüne Farbe kann etwa bedeuten, dass die DARMFLORA noch unreif ist. Ebenso ist eine wechselnde Konsistenz kein Grund zur Beunruhigung: Schleimiger Stuhl etwa kommt bei Babys vor, die viel sabbern, also Spucke produzieren und schlucken. Achten Sie dabei immer auf das Allgemeinbefinden Ihres Kindes. Trinkt es, gedeiht es, spielt es fröhlich und hat kein Fieber, Erbrechen oder sonstige Symptome? Dann dürfen Sie ein paar ungewöhnliche Windelinhalte gelassen hinnehmen.

Für Still- und Flaschenkinder gilt: Zum Kinderarzt gehen sollten Sie bei mehreren sehr wässrigen Stühlen hintereinander, die übel bis faulig riechen, das kann Durchfall sein. Ebenso bei mehreren sehr harten Windelinhalten, mit denen Ihr Kind sich sichtlich gequält hat, und bei blutigen Stühlen.

Setzt Ihr Stillkind nur noch grünen und sehr schaumigen Stuhl ab, kann das ein Hinweis darauf sein, dass es nicht lange genug an einer Brust trinkt. Dann erwischt es zu viel Milchzucker und nicht genug nährstoffreichere Milch, die erst nach einer Weile fließt. Bieten Sie Ihrem Baby dann immer nur eine Brust pro Mahlzeit an, bei der nächsten Mahlzeit die andere. Lassen Sie es trinken, so lange es will.

Stress am Esstisch

In meiner Praxis führe ich oft Beratungsgespräche mit Eltern von Kleinkindern, die sich um das Thema Essen drehen. Rund 80 Prozent dieser Eltern äußern: »Mein Kind ist zu dünn, es isst zu wenig!« Übergewicht ist bei Kleinkindern ein selteneres Thema, das wird eher bei Schulkindern zum Problem. Der Grund für den weitverbreiteten Stress am Esstisch ist in der Regel, dass Eltern und Großeltern hier sehr viel Druck ausüben. Wird jetzt zum Beispiel noch »extra« für das Kind gekocht oder ein »kinderfreundliches« Restaurant aufgesucht, dann wird der DRUCK AUF DAS KIND, auch zu essen, naturgemäß noch stärker. Das vermindert seinen Appetit aber weiter.

Die große Aufmerksamkeit, die das Kind bekommt, das nichts mag, ist auf jeden Fall schädlich: Kinder gewöhnen sich an diese Aufmerksamkeit und essen ohne sie kaum noch etwas. Ich höre so viele Geschichten – von Eltern, die mit dem Löffel hinter ihrem Kind herlaufen, damit es noch etwas isst. Von Eltern, die den Fernseher einschalten, um ihr Kind beim Essen abzulenken und ihm so etwas mehr unterzujubeln. Ich möchte Sie ermutigen, das Thema VON ANFANG AN ENTSPANNT zu betrachten. Denn: Jedes Kind holt sich, was es braucht!

32 Unser Kind muss den Teller leer essen

Weil uns unterwegs der Hunger packt, kehre ich mit meinen Töchtern in ein Schnellrestaurant ein. Uns gegenüber sitzt ein älteres Paar, das den etwa vierjährigen Enkel in die Mitte genommen hat. Die Großeltern halten dem Kind von links und rechts die Pommes hin und reden auf es ein. Die Szene verdirbt auch mir die Freude am Essen. »Ich glaube, Ihr Enkel ist satt«, mische ich mich schließlich ein. Die Großmutter sieht das anders: »Der muss aufessen. Wenn wir da nicht hinterher sind, lässt er das ganze schöne Essen verkommen!«

»Essen Sie doch seine Portion fertig«, schlage ich vor (ich bin mittlerweile bei den Resten angelangt, die meine Töchter nicht mehr geschafft haben). Die Frau meint: »Wir haben keinen Hunger.« Der Mann fügt angewidert hinzu: »Wir essen hier nichts.«

Niemand sollte zum Essen genötigt oder gezwungen werden, wenn er es nicht mag oder einfach satt ist. Beides wissen schon Kinder selbst sehr gut. Den Eltern, oft auch den Großeltern, geht es aber meist gegen den Strich, wenn Essen auf dem Teller liegen bleibt. Sei es, weil sie sich Sorgen machen, ihr Kind werde nicht satt, sei es, weil sie nichts verschwenden wollen. Ein Kind muss jedoch nicht den Teller leer essen, auch dann nicht, wenn es ihn selbst gefüllt hat. Gerade dann nicht, denn bei Kindern sind oft »DIE AUGEN GRÖSSER ALS DER MAGEN«, sodass sie sich zu viel nehmen. Halten wir sie lieber dazu an, sich kleine Mengen auf den Teller zu tun und nötigenfalls noch mal nachzunehmen.

Damit können Sie sehr früh beginnen: Schon das Einjährige kann sich am Tisch selbst bedienen und sich Happen in den Mund schieben, wenn auch seine Tischmanieren noch zu wünschen übrig lassen. Lassen Sie Ihr Kind so viel wie möglich selbst essen, statt es weit ins zweite Lebensjahr hinein mit dem Löffel zu füttern. Legen Sie anfangs einfach ein Wachstuch unter seinen Hochstuhl, das erleichtert Ihnen das Saubermachen!.

33 Schlechte Esser
muss man nötigen

»Svenja stochert im Essen herum, nimmt kaum was zu sich, ist mäkelig und wählerisch. Und Georg isst nur noch Nudeln ohne alles, und das schon seit einer Woche! Ich werde noch verrückt.«

Verständlicherweise ist die Mutter von zwei meiner kleinen Patienten genervt, da sie sich viel Mühe bei der Zubereitung der Mahlzeiten macht. Ich kann Eltern nur raten: Bieten Sie die Mahlzeiten weiter an wie bisher, und überlassen Sie es Ihren

Kindern, ob und wie viel sie davon essen. Genießen Sie Ihre eigene Portion. Bekommt ein Kind ständig zu hören, wie »schlecht« oder wie einseitig es isst, wird es im Jugendalter womöglich gefährliche Diäten ausprobieren oder sich Pfunde abhungern, die gar nicht überflüssig sind. Ein Kind kann keine angemessene KÖRPERWAHRNEHMUNG entwickeln, wenn ihm noch nicht mal zugetraut wurde, selbst zu wissen, was ihm schmeckt und wann es satt ist. Ihr Kind muss nicht immer gleich viel essen, auch nicht gleich viel wie seine Geschwister in seinem Alter. Es muss nicht das Gleiche essen wie andere Kinder und nicht das Gleiche mögen wie Sie. Der Stempel »schlechter Esser« sorgt für unnötiges Leid.

So berichten viele Eltern besorgt, ihr Kind esse kein Gemüse. Meist stellt sich dann heraus, dass es doch irgendetwas »Gesundes« gibt, das es mag: Salat, Mais oder Kartoffeln zum Beispiel. Sie sind nicht verpflichtet, Ihr Kind zu Spinat, Kohl oder Möhren zu zwingen. Bleiben Sie gelassen: Das Geschmacksempfinden verändert sich. So mögen zum Beispiel viele Kinder keine Tomaten, als Jugendliche kommen sie plötzlich auf den Geschmack.

Die PHASEN DER EINSEITIGEN ERNÄHRUNG gehen vorbei, ohne dass ein Kind sich schadet. Es wählt instinktiv die Nahrungsmittel, von denen es eine Weile gut leben kann. Und wenn es am liebsten Pizza isst – wunderbar! Eine frisch zubereitete Pizza kann alle gesunden Elemente der Lebensmittelpyramide (siehe Internettipps Seite 169) vereinen: Getreide, Gemüse, Eiweiß in Form von Käse und Fleisch oder Fisch. Jeder kann sich seinen Teil der Pizza selbst belegen und die ungeliebten Zutaten einfach weglassen. Beim gemeinsamen Kochen machen Kinder eine Fülle von Lernerfahrungen und finden oft die FREUDE AN DER NAHRUNGSAUFNAHME wieder. Unsere kleinen Töchter können bereits selbst Pizza zubereiten (mit Fertigteig), die dann allen köstlich schmeckt.

Eine »Essstörung« gibt es im Vorschulalter höchst selten. Und das mäkelige Kind, das auf dem Teller nur herumpickt? Wir hatten auch so eins und haben nicht gekämpft. Es hat sich nach etwa vier Jahren ausgewachsen. Mit Schimpfen, Stress und Kampf bei jeder Mahlzeit hätte es ebenso vier Jahre gedauert. Akzeptieren Sie, wenn Ihr Kind etwas nicht mag, so wie Sie es bei einem Freund akzeptieren, der bei Ihnen zu Gast ist. Akzeptieren Sie ebenfalls, wenn Ihr Kind satt ist. Dass das respektiert wird, ist geradezu EIN KINDLICHES GRUNDRECHT. Sie entscheiden, ob es dann aufstehen darf oder nicht – bei jüngeren Kindern emp-

AUS DER FORSCHUNG

Neugier wecken

Wie eine Langzeitstudie der Universität Stanford bewies, holen sich auch Kinder, die beim Essen sehr wählerisch sind, über kurz oder lang die Nährstoffe, die sie brauchen. Im Rahmen ernährungswissenschaftlicher Studien griff manches Kind erst beim 18. Mal zu, wenn es etwas Neues ausprobieren sollte – ein Überbleibsel aus der menschlichen Entwicklungsgeschichte, denn früher sicherte Misstrauen gegenüber Neuem das Überleben. Seien Sie geduldig und bieten die Speisen, schön angerichtet, immer wieder an. Wenig hilfreich ist es, zu sagen: »Jetzt iss schon, das ist gesund.« So lernen Kinder nur, dass »gesund« gleichbedeutend ist mit »schmeckt nicht«.

3

fehle ich, dass sie dürfen, es erspart viel Stress. Bis zur nächsten Mahlzeit gibt es dann allerdings nichts mehr. Und Meckern über das Essen wird nicht geduldet!

Natürlich fällt eine solche entspannte Haltung umso leichter, wenn das Kind auch entsprechend gut an Gewicht zunimmt und wächst. Bei sehr schlanken Kindern sind aber meist die Eltern auch schlank oder waren es zumindest als Kinder.

Ein wichtiges »Instrument« des Kinderarztes bei der Beurteilung der körperlichen Entwicklung ist die PERZENTILENKURVE. Sie zeigt den für das jeweilige Alter normalen Bereich an Körperlänge und Gewicht an, der sehr groß ist; so ist für ein einjähriges Kind alles zwischen acht und zwölf Kilogramm Körpergewicht normal. Schauen Sie einmal in das gelbe Untersuchungsheft Ihres Kindes. Darin sind hinten die Kurven abgebildet.

Solange ein Kind perzentilengerecht, das heißt entlang der für sein Ausgangsgewicht angelegten Kurve, wächst und zunimmt, wird der Kinderarzt keine Bedenken äußern. Ein »kräftiges« Kind (meist auch kräftiger Eltern) wird vielleicht auf der 97. Perzentile wachsen. Das bedeutet: 3 Prozent der Gleichaltrigen sind schwerer als das Kind. Ein schlankes Kind (meist von schlanken Eltern) wächst vielleicht auf der 3. Perzentile. 97 Prozent der Gleichaltrigen sind dann schwerer. Bedenklich ist weder das eine noch das andere. Bedenklich wäre nur ein plötzliches Absacken oder Ansteigen der individuellen Gewichtskurve. Wenn das so ist, wird der Kinderarzt weiterhelfen.

34 Unser Kind muss Diät halten

→ Kinder im Vorschulalter haben noch keine Probleme mit Übergewicht, vorausgesetzt, sie erhalten ein ausgewogenes Nahrungsangebot und sitzen nicht den halben Tag lang vor Bildschirmen, sondern bewegen sich viel. Erscheint Ihnen oder anderen Ihr Kleinkind übergewichtig, fragen Sie bitte zunächst den Kinderarzt um Rat. Ein Blick auf die Wachstumsperzentile im Untersuchungsheft bringt oft Klarheit. Und: Wie waren Sie selbst als Kind, wie der andere Elternteil? Waren Sie beide oder auch nur einer von Ihnen kräftig, kann Ihr Kind keine Elfe sein. MANCHES WÄCHST SICH AUCH NOCH AUS. Einen Internettipp zur Berechnung von Wachstumsperzentile und Body Mass Index, die Aufschluss über mögliches Übergewicht geben, finden Sie im Anhang (siehe Seite 169).

Kinder im Schulalter mit der entsprechenden Veranlagung entwickeln öfter Übergewicht, auch weil sie weniger Bewegung haben und nach der Schule oft vor dem Fernseher oder Computer entspannen. Dabei bekommen sie zusätzlich oft ein zu fettes, süßes oder einseitiges Nahrungsangebot. Ist Ihr Kind eindeutig übergewichtig, hat es wenig Zweck, ihm den halb vollen Teller wegzuziehen, ihm zu verbieten, nachzunehmen, und ständig zu sagen: »Stopp, du bist zu dick!«

Gehen Sie das Ganze anders an. Helfen Sie Ihrem Kind, sein Übergewicht abzubauen und ein gesundes Essverhalten zu entwickeln:

→ Bitte keine Diäten ausprobieren! Die sind schon bei uns Erwachsenen von zweifelhaftem Nutzen, für Kinder im Wachstum sind sie gefährlich, da sie die Gefahr einer Mangelernährung bergen.

→ Kinder brauchen OPTIMIERTE MISCHKOST (siehe Kasten rechts) und müssen sich satt essen können, das ist ein kindliches Grundrecht. Orientieren Sie sich an diesen Empfehlungen mit der ganzen Familie, kochen Sie nicht »extra« für Ihr Kind. Meiden Sie Fastfood und Fertiggerichte, die liefern zu viele Kalorien. Als Zwischenmahlzeit eignen sich Obst und Gemüsestreifen.

→ Süßes und Knabbereien ganz zu verbieten schürt nur den Heißhunger darauf. Aber ungehinderten Zugang zu Naschereien müssen Sie stoppen. Finden Sie einen Kompromiss. Zum Beispiel gibt es jeden Tag nur ein wenig, und danach ist Schluss. In Schweden gibt es samstags traditionell eine »NASCHTÜTE«, die sich das Kind einteilen muss. An anderen Tagen werden keine Süßigkeiten an die Kinder ausgegeben. Das funktioniert gut und wirkt sich auch auf die Zahngesundheit der schwedischen Kinder positiv aus.

→ Finden Sie mit Ihrem Kind eine Sportart, die ihm Spaß macht. Schwimmengehen mögen die meisten Kinder. Möchte Ihr Kind wegen seines Übergewichts nicht ins Schwimmbad, fahren Sie gemeinsam zum Badesee, vielleicht mit dem besten Freund oder der besten Freundin Ihres Kindes.

→ Sprechen Sie die tägliche Fernseh- und Computerzeit (Bildschirmzeit) mit Ihrem Kind ab, mehr als eine Stunde am Tag sollte es im Durchschnitt nicht sein.

→ Sorgen Sie auch im Alltag für mehr Bewegung: Fahren Sie Ihr Kind nicht mit dem Auto zur Schule, wenn es den Weg bereits zu Fuß oder mit dem Fahrrad zurücklegen kann und ein Schulfreund denselben Weg hat. Zusätzlicher Vorteil: Nach etwas BEWEGUNG AN DER FRISCHEN LUFT kann sich Ihr Kind in der Schule auch viel besser konzentrieren.

→ Sprechen Sie bitte nicht ständig sein Gewicht an. Betrachten Sie das Ganze nicht als Diätmaßnahme, sondern als Qualitätsmanagement für die Familie. Sie werden sehen, dass alle etwas davon haben. Denn Übergewicht betrifft nicht selten mehrere oder alle Familienmitglieder.

TIPP

Optimierte Mischkost

Das Dortmunder Forschungsinstitut für Kinderernährung (FKE) gilt unter Kinderärzten in Deutschland als oberste Instanz in Sachen Ernährung. Es hält seine Empfehlungen einfach und für alle verständlich und empfiehlt die »optimierte Mischkost«:

→ reichlich energiearme Getränke (Wasser oder Tee) und pflanzliche Lebensmittel (frisches Obst und Gemüse, Vollkornbrot, Nudeln, Kartoffeln)

→ mäßiger Konsum von tierischen Lebensmitteln (Milchprodukte, Fleisch, Wurst, Fisch, Eier); hier möglichst fettarme/magere Produkte wählen

→ sparsam sein mit Fett- und Zuckerreichem (Speisefette, Süßwaren, Knabberartikel)

Kindliche **Nöte** auf der **Toilette**

Auch bei einem Kleinkind können die Ausscheidungen großen familiären Stress auslösen. Eltern und Kind ist das Thema gleichermaßen unangenehm. Oft wird der Kinderarzt erst spät aufgesucht, nachdem die Eltern bereits auf eigene Faust herumprobiert haben oder psychische Ursachen vermutet wurden. »Mein Kind macht noch ins Bett« und »Mein Kind quält sich so beim Stuhlgang« sind zu diesem Thema die AM HÄUFIGSTEN GEÄUSSERTEN SORGEN von Eltern. Mit diesen Problemen ist aber niemand allein, und der Kinderarzt kann helfen. Für Eltern ist es vor allem hilfreich, um die normale Entwicklung zu wissen und die Vorgänge im Körper zu verstehen.

35 Nächtliches Einnässen ist psychisch bedingt

»Sophia kommt nächstes Jahr schon in die Schule und macht immer noch jede Nacht ins Bett«, berichtet mir die Mutter der Fünfjährigen verzweifelt. »Was hat sie bloß für ein Problem? Steht sie irgendwie unter Druck?«

Nächtliches Einnässen hat so gut wie nie psychische Ursachen, insbesondere dann nicht, wenn das Kind noch nie nachts »trocken« war, also sechs Monate lang keine Nacht mehr ins Bett gemacht hat. Zehn Prozent aller Achtjährigen nässen noch hin und wieder nachts ein! Das heißt also, es ist ein sehr verbreitetes Problem, das verständlicherweise großen Stress bei Kind und Eltern auslöst.

Wenn Ihr Kind tagsüber die Toilette sicher benutzt, dürfen Sie abwarten. Oft gibt sich das Problem mit zunehmender Reife von allein. Kinder, die einnässen, haben oft einen sehr tiefen Schlaf und eine etwas verringerte Blasenkapazität.

Als erste Maßnahme sollten Sie darauf achten, dass die Trinkmenge gut über den Tag verteilt wird, dass Ihr Kind also immer mal ein kleines Glas Wasser oder Saftschorle trinkt. Im Lauf des Abends sollte es wenn möglich nur noch ein bis zwei kleinere Gläser Flüssigkeit trinken. Dann ist ein entspannter abendlicher Toilettengang, bei dem die Blase noch einmal so richtig entleert werden kann, hilfreich.

Ein Kind spätabends aus dem Bett zu holen und auf die Toilette zu setzen ist dagegen wenig sinnvoll; dann bleibt das Bett vielleicht trocken, das Kind lernt dabei aber nicht, AUFZUWACHEN, WENN ES MUSS.

Wenn Sie und Ihr Kind aber stark unter der Situation leiden, können Sie weiterführende Therapiemöglichkeiten in Anspruch nehmen. So gibt es Weckapparate, die bei der kleinsten Menge Flüssigkeit in der Unterhose das Kind mit einem schrillen Ton wecken. So lernt es auf Dauer aufzuwachen, wenn es Harndrang hat. Hierbei wird von Erfolgsquoten über 70 Prozent berichtet. Eine weitere Möglichkeit ist, medikamentös für einige Wochen die nächtliche Urinproduktion zu reduzieren. So wird der Körper darauf vorbereitet, dass auch ohne Medikamente das Bett trocken bleibt. Besprechen Sie sich mit Ihrem Kinderarzt. Er kann auch abschätzen, ob weitere Untersuchungen notwendig sind, um organische Ursachen auszuschließen. Einen Internettipp zum Thema finden Sie auf Seite 169.

AUS DER PRAXIS

Ursachen für »Rückfälle«

Lässt ein Kind, das schon sicher »trocken« war, tagsüber immer wieder Urin in die Hose, kann das in manchen Fällen auch psychische Ursachen haben. Bevor Sie sich darüber Gedanken machen, stellen Sie es aber dem Kinderarzt vor. Es kann auch anderes dahinterstecken, das gut und rasch behandelt werden kann. Etwa eine Harnwegsinfektion: Die verläuft schon mal ohne die typischen Schmerzen beim Wasserlassen und äußert sich im »Auslaufen«. Ebenso kann Verstopfung eine Ursache sein. Dadurch verspannen sich alle Schließmuskeln, sodass auch die Kontrolle der Blase schwierig wird. Bei Mädchen kann durch nach hinten gekipptes Sitzen auf der Toilette Urin in die Vagina geraten und von dort später in die Unterhose tropfen.

36 Mein Kind hält absichtlich ein

»Seit Wochen macht Max nicht mehr sein großes Geschäft auf der Toilette. Er ist plötzlich so bedrückt und mag auch nicht mehr viel essen. Alle drei Tage soll ich ihm eine Windel anziehen – dabei ist er schon vier! Da drückt er dann angestrengt einen kleinen Hasenköttel rein!«

Wenn ich solche Berichte in meiner Praxis höre, gebe ich den Eltern zunächst zwei wichtige Hinweise. Erstens: IHR KIND KANN NICHTS DAFÜR; schon gar nicht hält es absichtlich ein. Zweitens: Ihr Kind muss behandelt werden, aber eine wirkliche Darmerkrankung steckt eher nicht dahinter. Es ist eine einfache Verstopfung, die zum Beispiel bei Flüssigkeitsmangel im Rahmen eines fieberhaften Infekts beginnen kann, bei Ekel vor der Toilette (»Toilettenphobie«, gerade in der Phase der Sauberkeitserziehung) oder bei einer schmerzhaften Entzündung am Po. Verstopfung gehört zu den häufigsten Gründen, warum Eltern den Kinderarzt aufsuchen. Betroffen sind dabei vor allem Kinder im Alter zwischen zwei und vier Jahren, also in dem Alter, in dem sie die Windel loswerden und »sauber werden«. Typisch ist dann harter Stuhlgang, der seltener als täglich ist und sich auch manchmal als Durchfall zeigt. Das sorgt bei den Eltern natürlich für Verwirrung. Wenn ein Kind Verstopfung hat, staut sich fester Stuhl im Darm vor dem Anus, dem Darmausgang. Der Darm dehnt sich, weil ja weiter Stuhl produziert wird. Wird der feste Stuhl unter Mühen dann doch herausgedrückt, bleibt der Darm erst einmal gedehnt. Er ist nicht wie ein Gummischlauch, der schnell wieder kleiner wird! Nun ist Platz für den nächsten Stau vor dem Anus, denn dieser dehnt sich nicht mit. Und schon hat der TEUFELSKREIS begonnen. Der Stuhl wird immer seltener abgesetzt. Hinzu kommt, dass das Kind aufgrund der Negativerfahrung tatsächlich einhält, allerdings ohne dies bewusst zu steuern – es kann nicht anders. Dann wirkt es bedrückt und verschlossen. Finden Sie in dieser Schilderung Ihr Kind wieder, sollten Sie mit ihm zum Kinderarzt gehen. Denn mit sehr großer Wahrscheinlichkeit wird sich das Problem nicht mehr von allein lösen.

Auch von den verschiedenen »HAUSREZEPTEN«, die im Umlauf sind, sollte man unbedingt die Finger lassen, denn sie verstärken den Stress und das Trauma beim Kind nur. Vermeiden Sie also Einläufe und Klistiere sowie andere Manipulationen am Po. Auch der früher oft verwendete Laktulose-Sirup hilft meist nicht, sondern macht vor allem Bauchweh.

Ihr Kinderarzt verschreibt Ihrem Kind ein modernes Medikament (Wirkstoff Macrogol). Als Pulver ins Getränk gerührt, sorgt es dafür, dass der Stuhl wieder weich wird und Ihr Kind ihn schmerzfrei ausscheiden kann. Das Medikament wird gut vertragen, seine Wirkung beruht darauf, dass es Flüssigkeit in den Darm zieht. Deshalb sollten Sie Ihrem Kind auch immer wieder etwas zu trinken anbieten. Das ZIEL DER BEHANDLUNG ist täglich ein- bis zweimal weicher Stuhlgang. Gleichzeitig sollten Sie die Toilettenumgebung so angenehm wie möglich gestalten: Nach den Mahlzeiten, mit einem Bilderbuch, einem Hocker unter den Füßen und viel Zeit kann Ihr Kind bald wieder ganz entspannt »machen«. Allerdings wird es das Macrogol wahrscheinlich über mehrere Wochen bis Monate einnehmen müssen. Ihr Kinderarzt wird zudem untersuchen, ob wirklich keine organische Ursache vorliegt.

Hat sich das Problem schließlich reguliert, können Sie im Alltag vorbeugend viel tun: Ihr Kind zum regelmäßigen Trinken anregen, ihm eine ballaststoffreiche Ernährung mit viel Gemüse, Obst und Vollkornprodukten anbieten und seinen natürlichen Bewegungsdrang fördern (siehe ab Seite 58).

AUS DER PRAXIS

Paradoxe Diarrhö

Häufig wechselt sich bei einer Verstopfung Durchfall mit festem Stuhlgang ab, dazwischen können dann wieder einige Tage ohne Stuhlgang und mit Bauchweh liegen. Dies kommt dadurch zustande, dass die Darmbakterien den Stuhl, der lange im Darm liegt, »weiterverdaut« haben. Er läuft dann am festen, verstopfenden Stuhl im Enddarm vorbei nach außen, oft auch in die Unterhose. Diesen irritierenden Durchfall, dessen Ursache eigentlich Verstopfung ist, nennt man paradoxe Diarrhö. Er verschwindet, wenn die Verstopfung mithilfe der ärztlichen Behandlung (siehe oben) abklingt.

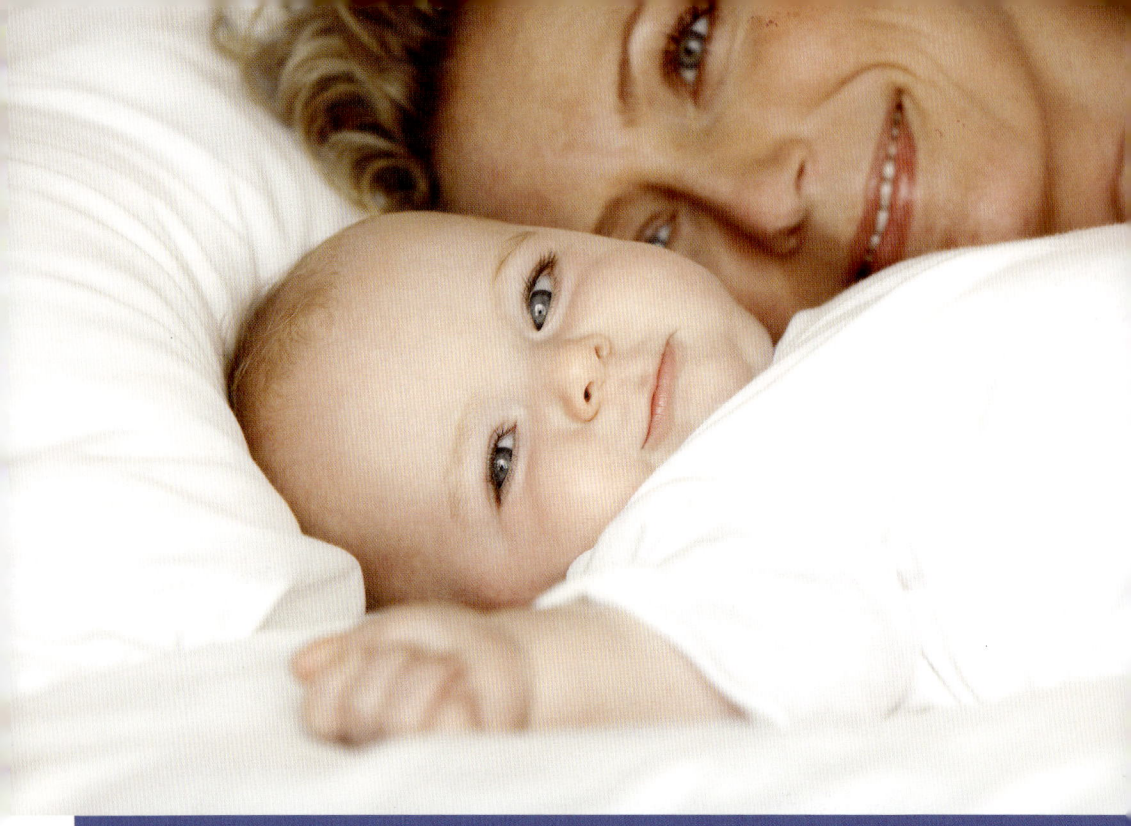

Ruhe,
Schlaf und
Trost
4

→ Eltern wollen auch beim Lagern und Tragen ihres Babys sowie beim guten Schlaf des Kleinen nichts versäumen oder falsch machen. Schließlich soll sich ihr Kind sowohl geborgen fühlen als auch optimal entwickeln können. Zu diesem wichtigen Thema hat fast jeder eine Meinung. In diesem Kapitel lesen Sie, wie Sie entspannt damit umgehen, sodass das Liegen und Schlafen nicht zum »Stressthema« wird.

Vom **Liegen**
und **Lagern**

Manche Eltern sind irritiert von den Liegepositionen, die sich ihr Kind sucht: »Kann es das, darf es das? Wird sich mein Kind damit nicht schaden?« Sie haben oftmals Angst, etwas falsch zu machen. Viele Missverständnisse und Irrtümer sind zu diesem Thema im Umlauf. Dabei ist die Wahrscheinlichkeit, dass alles gut läuft, umso höher, wenn Ihr Kind sich IN RUHE ENTWICKELN DARF. Mein Appell lautet auch hier: Lassen Sie mehr zu, und machen Sie nicht so viel. Wenn Sie sich zu viel einmischen, stört das die angeborene Fähigkeit Ihres Kindes, in der Entwicklung seiner Bewegungsmöglichkeiten für sich selbst zu sorgen.

Lassen Sie sich nicht irritieren, wenn von allen Seiten gut gemeinte Ratschläge auf Sie einströmen. Sie kennen Ihr Kind und seine Gewohnheiten schließlich am besten! Falls Sie einmal wirklich ernste Bedenken haben, wird Ihnen Ihr Kinderarzt weiterhelfen. Meist aber wird er Sie beruhigen können.

37 Mein Kind darf nicht nur auf der »Lieblingsseite« liegen

→ Oft haben Säuglinge in den ersten Lebensmonaten eine »Lieblingsseite«, das heißt, sie drehen den Kopf fast immer nur nach rechts oder fast immer nur nach links. Das wird im Medizinerdeutsch auch »VORZUGSHALTUNG« genannt. Es kann dazu führen, dass der Kopf des Babys, der durch die noch offenen Schädelnähte leicht verformbar ist, zumindest vorübergehend unsymmetrisch wird. Natürlich verunsichert das Eltern, und manche bitten mich in der Sprechstunde, ihrem Kind Physiotherapie (Krankengymnastik) zu verordnen. Normalerweise ist aber keine physiotherapeutische Unterstützung notwendig. Sie ist nur dann sinnvoll, wenn beispielsweise durch die Lage im Mutterleib oder bei der Geburt Muskelverspannungen am Hals ausgelöst wurden und das Baby den Kopf nur in eine Richtung bewegen kann (eine sogenannte fixierte Haltung). Das ist aber höchst selten der Fall. Meistens ist der Kopf in alle Richtungen frei beweglich, das Baby hat nur einfach eine Lieblingsseite. Wahrscheinlich haben auch Sie eine Seite, auf der Sie am liebsten schlafen!

In der Regel normalisiert sich die Kopfform wieder langsam, wenn das Kind mobiler wird, sich dreht, den Kopf hebt und in alle Richtungen greifen lernt. Eine kleine »Restschiefe« fällt spätestens dann nicht mehr auf, wenn die Haare gewachsen sind. Es ist eine Frage der Grundeinstellung, der Haltung dem Kind gegenüber: Will ich an ihm »herumschrauben«, oder setze ich Vertrauen in mein Kind und WARTE DIE NATÜRLICHE ENTWICKLUNG GELASSEN AB? Meistens regelt es sich tatsächlich von allein. Ein völlig runder und symmetrischer Kopf ist ohnehin im Bauplan der Natur nur selten vorgesehen. Und die Gehirnfunktion wird durch eine unsymmetrische Kopfform keineswegs beeinträchtigt.

Ein wenig können Sie aber schon tun, um die harmonische Entwicklung der Kopfform zu unterstützen. Eltern legen ihr Baby oft unabsichtlich immer auf die Lieblingsseite. Mit etwas Abwechslung können Sie hier schon viel erreichen! Drehen Sie zum Beispiel das Kinderbett so, dass das Licht anders darauf fällt, oder stecken Sie das Nachtlicht um. Dann wird Ihr Kind den Kopf im Liegen

AUS DER PRAXIS

Das KiSS-Syndrom

Eine einseitige Haltung des Köpfchens wird oft auf das sogenannte KiSS-Syndrom (Kopf-gelenkinduzierte Symmetriestörung) zurückgeführt. Im Kopfgelenk des Säuglings sollen, vor allem nach einer schwierigen Geburt, Verspannungen oder Verschiebungen der Knochen bestehen, die sich auch später nicht von allein geben. Neben einer Vorzugs-haltung sollen häufiges Schreien, schlechter Schlaf und schlechtes Trinken Auswirkungen des KiSS-Syndroms sein. Später werden dann auch Koordinations- und Konzentra-tionsstörungen, fein- und grobmotorische Probleme darauf zurückgeführt. Ein heikles Thema, das unter Kinderärzten, Hebammen, Orthopäden, Osteopathen, Schul- und Alternativmedizinern kontrovers diskutiert wird.

Es ist ein schönes Märchen, dass Babys plötzlich besser schlafen, weniger schreien, Schulkinder besser lernen, sobald der KiSS-Spezialist mit wenigen Handgriffen die Blo-ckade löst. Ein Röntgenbild vom Kopf-/Halsgelenk kann, so die KiSS-Experten, die Ver-schiebung der Knochen zeigen. Röntgenreihenuntersuchungen haben aber gezeigt, dass in quasi allen Kopfgelenken von Kindern im Röntgenbild die Knochen verschoben (dezentriert) aussehen. Dies hat keinerlei Krankheitsbedeutung.

Tatsächlich gibt es Erfolgsberichte. Meiner Ansicht nach beruhen diese vor allem dar-auf, dass die Eltern nun dem Kind gegenüber entspannter sind (»Jetzt muss ja alles gut sein!«), wodurch auch das Kind ausgeglichener und weniger anstrengend für die Eltern wird. Wissenschaftlich bewiesen ist die Existenz des Syndroms nicht. Die Behandlung wird auch von den allermeisten Krankenkassen nicht bezahlt.

KiSS-Experten sind meist Osteopathen. Die Osteopathie (von griechisch osteon = Kno-chen, pathos = Leiden) gehört zur Alternativmedizin und wird manuell, mit bloßen Hän-den, am Körper des Patienten durchgeführt – nicht ohne Risiko und auch nicht immer schmerzfrei. Eine »versteckte« Verspannung als Ursache für die Probleme ist jedoch un-wahrscheinlich, sodass der Sinn einer solchen Behandlung fraglich ist. Die Physiothera-pie (Krankengymnastik) arbeitet dagegen mit den eigenen Bewegungsmöglichkeiten des Patienten. Sie kann zum Beispiel bei einer fixierten Vorzugshaltung helfen.

4

eher wenden. Außerdem können Sie beim Halten mal einen »Seitenwechsel«
einführen: Instinktiv nehmen Erwachsene ein Baby so auf den Arm, dass sein
Kopf an ihrer Herzseite liegt, also links. Nehmen Sie zum Beispiel Ihr Flaschenkind auch mal rechts in den Arm und füttern es mit der Linken.

38 Ich muss mein Baby auf den Rücken legen

»*Eigentlich schläft unsere Lea ja ganz gut, aber sie rollt sich im Schlaf immer
wieder auf den Bauch. Da mache ich mir große Sorgen, weil das den plötzli-
chen Säuglingstod begünstigen soll. Aber wenn ich Lea auf den Rücken drehe,
wacht sie auf und beginnt zu weinen! Dann muss ich sie oft stillen, damit sie
wieder einschläft ...*«

Der plötzliche Kindstod (englisch SIDS, Sudden Infant Death Syndrome) ist das un-
erwartete und bisher wissenschaftlich nicht abschließend zu erklärende Verster-
ben eines Säuglings oder Kleinkindes. In den meisten Fällen passiert es während
des Schlafens. In den Industrienationen gilt SIDS als häufigste Todesursache von
Kindern jenseits des Neugeborenenalters, das Risiko in Deutschland liegt bei
zirka 0,04 Prozent. Es tritt meist im ersten Lebensjahr auf, zwei bis sechs Prozent
der Fälle ereignen sich allerdings noch nach dem ersten Geburtstag.
Rund zwei Drittel der Fälle ereignen sich im Winter, was eventuell darauf schließen
lässt, dass Überwärmung (durch zu dicke Decken) und mangelnde Luftzirku-
lation Risikofaktoren sein könnten. Ebenso scheint es das Risiko zu erhöhen,
wenn die Mutter in der Schwangerschaft oder die Eltern nach der Geburt rau-
chen. Nach statistischen Untersuchungen stellte sich aber vor allem heraus, dass
die meisten an SIDS verstorbenen Kinder nicht in Rückenlage schlafen gelegt
worden waren. Daher lautet seit 2001 die Empfehlung, alle Babys zum Schlafen
AUF DEN RÜCKEN ZU LEGEN (vorher wurde die Seitenlage favorisiert).
Die Rückenlage ist auch sinnvoll: Neugeborene und kleine Babys fühlen sich auf dem
Rücken meist wohl und sicher. Sie sehen ihre Umgebung gut und können sich

ungehindert bewegen. Doch wenn ein Baby sich schon selbst auf den Bauch drehen kann, so wie Lea in unserem Beispiel, ist das SIDS-Risiko nur noch sehr gering. Das Baby ist dann schon mobil und kräftig genug, um sich selbst wieder aus der Bauchlage zu befreien oder zumindest seine Atemwege frei zu machen.

Auch die Angst, Babys könnten an ihrem Erbrochenen ersticken, ist unberechtigt, denn schon Babys haben den Hustenreflex. Sie müssen also nicht ständig Ihr schlafendes Baby auf Lebenszeichen untersuchen, welche Haltung es auch eingenommen hat. Vereinzelt berichten mir Eltern von Babys, die sich nur in der Bauchlage beruhigen und nur so zum Schlafen kommen. Sie sind sozusagen geborene Bauchschläfer. Hier denke ich in erster Linie an die Lebensqualität der Eltern und gebe ihnen grünes Licht, ihr Kind auf dem Bauch schlafen zu lassen. Voraussetzung ist aber, dass es sonst ganz gesund ist. Dann ist das SIDS-Risiko sehr gering. Ich empfehle den Eltern weiter, mit dem Kind zusammen zu schlafen und sich kundig zu machen, wie sie bei einem Atemstillstand eingreifen können. Das sollten Eltern ohnehin wissen. Familienbildungsstätten und Krankenhäuser bieten ERSTE-HILFE-KURSE FÜR ELTERN an, auch in Ihrer Nähe!

4

AUS DER PRAXIS

Pucken schützt nicht vor dem plötzlichen Kindstod

Babys nach alter Sitte »einzupucken« kommt wieder in Mode. Bei dieser alten Wickeltechnik wird das Baby eng in ein Tuch gewickelt. Als Vorteile werden angeführt, dass Babys sich dann schnell beruhigen und durch die fixierte Rückenlage vor SIDS geschützt sind. Letzteres ist ein Irrtum: Fängt ein Baby an, sich selbst zu drehen, und gelangt gepuckt dann doch mal auf den Bauch, ist es besonders gefährdet. Außerdem sind durch die fehlende Möglichkeit, die Beine zu beugen, Hüftfehlstellungen vorprogrammiert. Psychologen geben auch zu bedenken, dass das Ruhigwerden im Pucktuch daher kommen kann, dass der Körper eine Art Notfallprogramm hochfährt: Es sorgt dafür, dass das Baby keine Energie verschwendet mit Versuchen, gegen den Zwang anzukämpfen. Auch das Argument von der Geborgenheit »wie im Mutterleib« führt in die Irre, denn ein Baby ist in der Gebärmutter durchaus beweglich.

Rund um den
guten Schlaf

Eltern fehlen vor allem in den ersten Monaten mit Kind oft Schlaf und Ruhepausen: Das Baby schreit und lässt sich nicht trösten. Es schläft nicht ein, oder es schläft nicht durch. Das Kind kann noch nicht klar artikulieren, was es braucht. Dafür können die Großeltern, Nachbarn und Freunde das umso besser … Das Thema geht allen Eltern nahe, denn selbst der »beste« neugeborene Schläfer macht irgendwann KRITISCHE PHASEN durch. Der größte Irrtum wäre, hier eine Lösung aller Probleme zu versprechen. Die folgenden Denkanstöße waren aber Eltern in meiner Praxis (und natürlich uns selbst) hilfreich.

39 Babys dürfen nicht mit im Elternbett schlafen

→ Dass unser erstes Kind nicht mit in unserem Bett schlafen sollte, darüber waren wir uns, wie viele junge Eltern, schon vor seiner Geburt einig. In unserer damaligen kleinen Wohnung war unser Bett eine Insel der Intimsphäre, und diese paar Quadratmeter wollten wir für uns haben. »Verwöhnt sie nicht«, sagten die Großeltern. »Wenn sich die Kleine einmal dran gewöhnt«, argumentierten wir selbst, »schläft sie nur noch bei uns.« Nach jedem Stillen trugen wir unser Baby also wieder in sein drei Meter entferntes Bettchen zurück. Unser Nachwuchs quittierte den Entzug der nächtlichen elterlichen Nähe stets mit lautem Gebrüll. Oft genug schlief unser Töchterchen dann ERST NACH LANGEM HERUMTRAGEN auf meinem Arm wieder ein, und ich legte sie verstohlen ins eigene Bett. Lange dauerten die Schlafphasen nie, denn wenn sie erwachte, vermisste sie die Nähe in Papas Armen. Wir empfanden diese Nächte als extrem anstrengend. Sechs Jahre später, bei unserem dritten Kind, hatten wir unsere Politik geändert. Es gab inzwischen kleine halb offene Betten zum Anhängen ans Elternbett (»Babybalkone«). So konnte unsere neugeborene Tochter nachts versorgt werden, ohne dass jemand aufstehen musste. Zum Aufstoßen setzten wir sie kurz auf, oder wir ließen das Bäuerchen weg (siehe hierzu auch ab Seite 48). Wenn sie quengelte, wurde sie in den Arm genommen, bis sie sich wieder entspannte.

Wir waren geduldiger geworden – und anspruchsloser. Dadurch schliefen wir alle besser als in der Babyzeit unserer beiden ersten Kinder. Als unser Töchterchen begann, sich aus eigener Kraft zu drehen, ersetzten wir das halb offene Bett durch ein geschlossenes Gitterbett neben dem Elternbett. Das war nun besser möglich, da sie nachts nur noch ein- bis zweimal trank. Zum Einschlafen legten wir sie gleich ins Bett, statt sie noch auf dem Arm herumzutragen. Mit neun Monaten zog sie schließlich in ihr EIGENES ZIMMER um, und wir hatten unser Schlafzimmer wieder für uns. Es dann doch für einige Zeit mit einem Baby geteilt zu haben hat uns im Nachhinein gar nicht so viel ausgemacht. Mehr noch, wir erinnern uns an die Zeit des geteilten Bettes als besondere Zeit der Nähe zu unserer Jüngsten – es ist eine schöne Erinnerung.

Der Prozess von Nähe, Loslassen und Ablösen läuft nicht mit jedem Kind so gut. Aber Sie machen nichts falsch, wenn es für Sie bequem ist, Ihr Baby bei sich im Bett schlafen zu lassen. Sie werden ein gesundes Kind nicht im Schlaf erdrücken, wenn Sie nicht gerade volltrunken sind. SIE VERWÖHNEN ES NICHT durch »zu viel Nähe«, und es wird auch nicht immer bei Ihnen schlafen wollen, nur weil Sie damit »einmal angefangen« haben.

40 | Kinder müssen bei den Eltern schlafen

→ Verfechter des Familienbettes berufen sich gerne auf historische oder ethnische Argumente: »Jahrhundertelang schliefen Familien in einem Bett«, »In vielen Kulturen schlafen Kinder bei den Eltern«. Doch die Gründe für diese Bettgemeinschaft waren oder sind drohende Gefahren, Armut oder Platznot. Ein tiefer und gesunder Schlaf ist dabei nicht gesichert.

4

Viele Eltern berichten mir, dass ihr Kind im Elternbett sehr gut schläft. Sie selbst haben dabei auch keinen Leidensdruck. Dann gibt es ja auch kein Problem! Wenn Eltern aber nicht der Typ dafür sind oder wenn Paare nach Monaten oder sogar Jahren DAS ELTERNBETT WIEDER FÜR SICH ALLEIN HABEN wollen, kann ich das nur unterstützen.

Vom medizinischen und hygienischen Standpunkt aus ist es jedenfalls sinnvoll, wenn jedes Familienmitglied sein eigenes Bett hat. Ein Kind braucht einen eigenen Rückzugsbereich, damit es sich auch einmal von Eltern und Geschwistern abgrenzen kann. Bei allem Respekt vor den Bedürfnissen Ihres Kindes sollten Sie nicht Ihre eigenen verleugnen. Bleiben Sie kompromissbereit, zum Beispiel indem Sie Ihrem kranken Kind ausnahmsweise Gastrecht in Mamas und Papas kuscheliger Nähe gewähren.

41 Ich muss mein Baby ans Schlafen kriegen

Um dieses Thema sorgten wir uns schon, als unsere Älteste noch gar nicht auf der Welt war. Wir versuchten sogar schon vor der Geburt ein Gute-Nacht-Ritual einzuführen, mit Singen und Spieluhr auf dem schwangeren Bauch. Das ließ unsere Tochter aber weder vor noch nach der Geburt müde werden – vielleicht auch, weil wir unserer Sorge zu viel Beachtung geschenkt haben.

Jedes Baby beherrscht die Kunst, einzuschlafen, wenn es müde ist. An uns ist es, ihm das auch zuzutrauen, den Zeitpunkt zu erkennen und es dabei nicht zu stören. Kleine Babys legen Sie am besten OHNE VIEL FEDERLESENS dann schlafen, wenn sie müde wirken – nicht wenn sie Ihrer Meinung nach schlafen gehen sollten. Denn wenn Ihr Baby dann gerade nicht müde ist, funktioniert auch kein »Gute-Nacht-Programm«, kein langes Verweilen am Bettchen mit Handauflegen und Streicheln. Auch immer wieder die Spieluhr aufzuziehen macht das Baby eher noch munterer. Manche Babys haben Schwierigkeiten, den Übergang in den Schlaf zu schaffen, selbst wenn sie müde sind. Sie wälzen sich und schreien immer wieder auf. Wir haben diese Laute unserer Kinder das »Ich-schlaf-gleich-ein-Schreien« genannt. Meiner Erfahrung nach sind Babys dann wenig empfänglich für Streicheleinheiten, Ruckeln am Bett oder Spieluhrgeklimper, denn sie spüren, dass jetzt Schlafen dran ist, und brauchen Ruhe. Nehmen Sie Ihr Kind nicht immer wieder auf, denn so kommt es nicht gut über DIE GRENZE ZWISCHEN WACHEN UND SCHLAF.

Sie werden bald das »Ich-schlaf-gleich-ein-Schreien« von der anderen Art des Schreiens unterscheiden können, das heißen soll: »Unverschämtheit! Ich bin noch gar nicht müde, was soll ich da im Bett?« Letzteres ist anhaltender und schriller. Außerdem werden Sie lernen, das »Ich-schlaf-gleich-ein-Schreien« einige Minuten auszuhalten. Meist wird Ihr Baby sich von selbst beruhigen und stundenlang am Stück schlafen.

Irgendwann brauchen Kinder ein Gute-Nacht-Ritual. Wann der Zeitpunkt gekommen ist, merken Sie selbst: Wird der SCHLAFRHYTHMUS IHRES KINDES regelmäßiger und entwickelt es zum Beispiel Interesse am Vorlesen, dann geht es williger ins Bett, wenn Mama oder Papa noch ein wenig mit Zeit und Ruhe bei ihm verweilt, liest, plaudert, betet oder singt.

Aber auch das netteste Ritual garantiert nicht, dass Kinder immer gut einschlafen oder gar durchschlafen. Hier ist ganz besonders Ihre Geduld als Eltern gefordert.

42 Unser Kind muss mit einem halben Jahr durchschlafen

→ Schön wär's ja, wenn das klappen würde! Die These, dass man Kinder mit einem halben Jahr »ans Durchschlafen kriegen« kann, ist recht verbreitet. Sie bräuchten dann nachts nichts mehr zu trinken, heißt es. Längst nicht jedes Baby schafft das aber, manche brauchen noch lange den nächtlichen Kalorienschub.

Es erleichtert das Elternsein sehr, von vornherein ein paar Wahrheiten zu akzeptieren. Dazu gehört: Ihr Schlaf wird nicht mehr der gleiche sein. Auch wenn Ihr Kind ein »guter Schläfer« ist, auch wenn Sie der Typ dafür sind, lange das Bett mit ihm zu teilen, wird es nächtliche Unterbrechungen geben.

Doch je länger Sie Eltern sind, umso mehr werden die gestörten Nächte wieder die Ausnahme und nicht mehr die Regel sein. Ein paar Zahlen zu diesem Thema: Das INDIVIDUELLE SCHLAFBEDÜRFNIS eines jeden Menschen ist sehr variabel und auch je nach Alter sehr unterschiedlich. So schlafen Neugeborene bis zu 18 Stunden pro Tag (über die 24 Stunden verteilt), Säuglinge 14 bis 18 Stunden, Kleinkinder und Grundschulkinder 11 bis 15 Stunden pro Tag. Die Bandbreite des Normalen ist also recht groß.

Ebenso sieht es mit den nächtlichen Unterbrechungen des Schlafes aus: Die wenigsten Babys schlafen bereits mit sechs Wochen durch (mindestens 6 Stunden Schlaf am Stück), manche Kinder schaffen dies erst im Kleinkindalter. Immerhin fast ein Drittel aller Kinder schlafen erst im Alter von sieben Monaten oder älter länger als 6 Stunden am Stück.

Wenn Ihr Baby nach einem halben Jahr noch nicht durchschläft, ist das also immer noch ganz normal. Bieten Sie ihm dann ruhig noch eine Still- oder Flaschenmahlzeit oder einen Schluck Wasser an. Vermeiden Sie aber jeden nächtlichen Aktionismus. Also: nachts das Baby nicht herumtragen, nichts vorsingen oder mit ihm spielen und nur im Notfall wickeln. Machen Sie alle Handgriffe zügig, ruhig und bei gedämpftem Licht.

Babys haben keinen »EINGEBAUTEN« TAG-NACHT-RHYTHMUS. Längere Schlafphasen und eine den Tageszeiten angepasste zeitliche Regelmäßigkeit bilden sich im Laufe des ersten Jahres (manchmal, aber nicht immer auch schon des ersten halben Jahres) von selbst heraus. So lange müssen Sie annehmen, dass Ihr Baby Tag und Nacht noch nicht so recht unterscheiden kann (und die Tageszeiten in der Folge auch für Sie verschwimmen ...).

Wenn Ihr Baby tagsüber, also zur »Unzeit«, tief schläft, wecken Sie es trotzdem nur im Ausnahmefall. Es hat etwas Übergriffiges und stört das Vertrauen des Kindes, wenn die Eltern es immer wieder aus dem Tiefschlaf holen, nur um es zu einer ihnen passender erscheinenden Zeit mit allen Mitteln wieder zum Schlafen zu bringen. Zum Schlafen können Sie ein Kind ebenso wenig zwingen wie zum Essen und Trinken.

Kleinkinder machen meist nur noch ein Tagesschläfchen. Kommt Ihr Kind abends nicht zur Ruhe, weil es den Mittagsschlaf zu sehr ausgedehnt hat, können Sie versuchen, es mittags nach einer gewissen Zeit zu wecken – das ist aber eher

Schlafprogramme können hilfreich sein

Ein »Schlafprogramm« (siehe Buchtipp Seite 168) können Sie anwenden, wenn das Schlafverhalten Ihres Kleinkindes sehr anstrengend für Sie geworden ist, etwa wenn es nachts Spiele, Vorlesen oder Fernsehen einfordert. Das Programm funktioniert so: Alle paar Minuten lässt sich ein Elternteil beim Kind sehen und versichert ihm kurz, dass alles in Ordnung ist. Auf Forderungen des Kindes wird nicht eingegangen, bis es schließlich einschläft und sich unter Umständen in den Schlaf geweint hat. Das klingt hart, aber: Bei Kindern ab etwa einem Jahr wirkt das »Schlafprogramm« oft Wunder und kann rasch dazu führen, dass alle wieder besser schlafen und mehr mit sich selbst und miteinander im Reinen sind. Nach vier Nächten »Programm« schlief unsere damals Dreijährige wieder durch und wachte heiter auf – und wir fühlten uns wie neue Menschen. Wir spürten endlich wieder, wie lieb wir unser Kind hatten.

4

mühsam. Besser: Halten Sie es mal einen Tag mit spannenden Unternehmungen wach, wie einem langen Spaziergang durch den Park, mit Spielplatz, Entenfüttern und Cafébesuch. Gehen Sie mit ihm auf den Spielplatz und lassen es sich mit anderen Kindern NACH HERZENSLUST AUSTOBEN. Wenn Ihr Kind nach so einem Tag »fix und fertig« in die Kissen sinken kann, findet es in der Regel in den »richtigen« Schlafrhythmus zurück, den es mittlerweile entwickelt hat.

Bis es so weit ist, sorgen Sie unbedingt auch gut für sich selbst: Schlafen Sie so oft wie möglich, wenn Ihr Kind schläft. Ist Ihnen das nicht möglich, ruhen Sie sich dann wenigstens aus. NEHMEN SIE HILFE IN ANSPRUCH. Zum Beispiel könnten die Großeltern oder eine Freundin das Baby im Kinderwagen ausfahren, damit Sie währenddessen zu Hause etwas schlafen können.

Letztendlich sind Menschen von Natur aus keine »Nachttiere«. Jedes Kind kriegt noch die Kurve und macht irgendwann die Erfahrung, dass nachts zu schlafen und tagsüber wach zu sein am sinnvollsten ist, weil man dann ausgeruhter und fitter ist. Hier empfehle ich Ihnen, Vertrauen in die natürliche Entwicklung Ihres Kindes zu haben – und einen langen Atem.

Vom Trösten
und Tragen

Eltern verzweifeln mitunter beinahe daran, dass sie sich als unfähig empfinden, ihr Kind zu beruhigen. Oder aber daran, dass dieses Beruhigen ungemein anstrengend ist. Mit unserer ersten Tochter haben wir buchstäblich FURCHEN IN DEN SCHLAFZIMMERTEPPICH GELAUFEN. Aber was beruhigt ein Baby wirklich? Trösten wir unser Kind achtsam genug, oder geraten wir manchmal in schematische Verhaltens- oder Bewegungsmuster? Wo machen wir es uns schwer – und wo vielleicht auch zu leicht?

43 Schreien stärkt die Lungen

»Den ganzen Sommer hindurch verging wohl kein Tag, wo nicht der Wagen mit dem Bubi im Freien stand oder gefahren wurde, wenn das Geschrei zu arg war«, schreibt Hanna Beck 1910 in das Tagebuch über ihren Erstgeborenen, meinen Großvater. Der kleine Junge *»schrie und schrie. Und nachts gewöhnte er sich auch nicht an das Durchschlafen, trotzdem natürlich die neueste Methode des Schreienlassens und ganz pünktlichen Besorgens in Anwendung gebracht wurde.«*

Unsere Urgroßeltern konnten das Schreien ihrer Kinder ebenso wenig aushalten wie wir heute, aber sie zogen eine andere Konsequenz daraus: Mit Sätzen wie »Schreien stärkt die Lungen« wurde der Stubenwagen mitsamt seinem brüllenden Inhalt kurzerhand aus der Hörweite der Eltern gefahren. Heute, rund ein Jahrhundert später, wird der Satz »Schreien stärkt die Lungen« auch noch gelegentlich – gerne von den Großeltern unserer Kinder – geäußert. Medizinisch ist er jedoch leicht zu widerlegen: Die Lunge des Säuglings ist bei der Geburt schon voll entfaltet, Atmung und Stimmbänder funktionieren bestens, und nichts davon bedarf der »Kräftigung«. Wir wissen mittlerweile: Beim Schreien allein zu sein stärkt vor allem die Angst.

Das Schreien »abstellen« zu wollen ist ein Reflex aller Eltern. In der Regel wird heute aber nicht mehr der Kinderwagen hinters Haus gefahren, sondern die Eltern wenden sich tröstend ihrem Baby zu. Das ist auch gut so, denn durch das Schreien tut das Kind seine Bedürfnisse kund, es ist ja noch seine einzige Sprache. Wenn ein Baby schreit, hat es IRGENDEIN BEDÜRFNIS. Was auch immer es braucht, Schreienlassen ist zunächst keine Lösung. Wenn Sie aber nicht herausfinden, was hinter dem Schreien steckt, dann sollten Sie Ihr Baby zumindest nicht beim Schreien allein lassen. Irgendwann wird es sich beruhigen, wenn es nur die – möglichst ruhige – Nähe von Mama oder Papa spürt. Ein paar »Trostschlucke« Milch können helfen, auch wenn der Hunger nicht so groß ist. Da ist einfach am meisten Nähe zu spüren. Keine Angst, Sie verwöhnen Ihr kleines Baby dadurch nicht.

Jedes Kind schreit. Das eine oft, das andere selten. Manchmal lässt sich die Ursache einfach nicht erspüren. Eine »schreifreie« Babyzeit anzustreben wäre ein viel zu hoher elterlicher Anspruch, der selbst zu einer großen Belastung werden kann. Für sogenannte Schreibabys, die übermäßig häufig und lange schreien, gibt es verschiedene Definitionen. Entscheidend ist, wie belastet Sie sich als Eltern fühlen – aber: Mit dem Problem sind Sie nicht allein! Das Kind einmal dem Kinderarzt vorzustellen, bevor man die Vielzahl unterschiedlicher Tipps aus dem Bekanntenkreis befolgt, ist sehr sinnvoll. In einigen Städten gibt es auch eine SCHREIBABY-AMBULANZ (siehe Adresse Seite 170). Diese Ambulanzen versuchen, durch konkrete Verhaltenstipps Ruhe und Rhythmus in das Leben der Babys und ihrer Eltern zu bringen.

Als meine älteren Töchter fragten, warum ihr Schwesterchen schon wieder schreie, erwiderte ich einigermaßen erschöpft: »Weil sie ein Baby ist.« Diese Erklärung wurde von den Kindern sofort akzeptiert. Obwohl erst sechs und zwei Jahre alt, hatten sie in ihren Köpfen schon abgespeichert, dass »Babys« und »Schreien« zusammengehören. In der Folge entwickelte sich aus dem Satz ein tröstlicher Familienspruch, der uns half, mit Augenzwinkern so manche Krisensituation zu meistern: »… weil sie ein Baby ist.«

4

44 Babys brauchen Schnuller

Nach dem Gemeindefest wird zusammengepackt, die Kinder sind alle etwas reizüberflutet – und ein kleiner Säugling brüllt wie am Spieß. »Nucki, schnell!«, ruft die junge Mutter in Panik. Der Vater kramt hektisch in den Taschen nach dem Schnuller, den beide dann in das schreiende Mündchen zu stecken versuchen – immer wieder.

Ein Schnuller ist oft schnell bei der Hand, um ein schreiendes Kind zu beruhigen oder zu »trösten«. Ich möchte Ihnen aber empfehlen, es erst einmal ohne Schnuller zu versuchen, denn sehr oft kommen Familien so gut klar. Ein Zaubermittel gegen kindliche Tränen und elterlichen Stress ist der Schnuller nämlich nicht. Er kann ein Kind sogar BEIM SPRECHENLERNEN BEHINDERN: Die ovale Lücke zwischen den Schneidezähnen, eine häufige Folge des Dauerschnullerns, kann dazu führen, dass die Zunge (manchmal ständig) zwischen die Zähne rutscht. Sogar Logopädie kann dann notwendig sein.

Kinder mit einem besonders starken Saugbedürfnis lassen sich mit dem Schnuller als »Ersatzbefriedigung« bis zur nächsten Mahlzeit durchaus etwas hinhalten. Sie können dann pausenlos saugen und nuckeln. Manchmal schläft ein Baby darüber noch mal ein, und die frischgebackenen Eltern haben das Aha-Erlebnis, dass ihr Kind doch nicht alle zwei Stunden trinken muss … So ging es auch uns bei unserer ersten Tochter. Insofern war der Schnuller auch hilfreich, weil er uns diese Erfahrung ermöglicht hat.

Aber: Wenn ein Baby schreit, schreit es sicher zunächst nicht nach dem Schnuller. Somit lenken wir es nur ab und geben ihm ein »Beruhigungsmittel«, indem wir ihm den Schnuller in den Mund stecken. Das kann bei den Eltern zu einem Reflex werden, sodass sie gar nicht mehr über das tatsächliche Bedürfnis ihres schreienden Kindes nachdenken. Eltern werden dann ebenso ABHÄNGIG VOM SCHNULLER wie ihr Kind. Außerdem ist ein Kind selbst beim Dauernuckeln am Schnuller, auch tagsüber, keineswegs immer entspannt. Es spuckt dann zum Beispiel knatschend seinen Schnuller aus, will ihn wiederhaben, spuckt ihn wieder aus – ein beliebtes Spiel, das an den elterlichen Nerven zerrt.

Auch als Einschlafhilfe ist der Schnuller nur zeitweise und bedingt einsatzfähig: Irgendwann »braucht« das Kind ihn dann immer, weil es sich daran gewöhnt hat. FÄLLT ER IHM MAL AUS DEM MUND, müssen Mama oder Papa ihn wieder hineinstecken, auch mehrmals pro Nacht. Als wir das bei unserem ersten Baby erlebten, haben wir uns vorgenommen, beim zweiten den Schnuller von vornherein wegzulassen. Besonders problematisch wird eine solche »Abhängigkeit«, wenn das Baby Schnupfen hat und die Nase zu ist. Sein Ersatzatemweg, der Mund, sollte dann nicht durch den Schnuller verstopft werden – was umso schwieriger ist, je vehementer es nach dem geliebten »Nucki« verlangt.

Ich empfehle Ihnen also, es ohne Schnuller zu versuchen. Wenn Sie gar nicht erst damit anfangen, wird dies wesentlich leichter sein.

4

TIPP

Saugen ist ein Grundbedürfnis

Kleine Babys heißen nicht umsonst »Säuglinge«: Das Nuckeln und Saugen ist ihnen angeboren. Bereits in der Gebärmutter kommt der Saugreflex zum Einsatz: Schon ab dem fünften Schwangerschaftsmonat entdecken Ungeborene ihren Daumen und lutschen ausgiebig daran. Sie trainieren damit schon mal für den großen Moment, wenn sie wenige Minuten nach der Geburt kräftig an Mamas Brust saugen. Beim Saugen fühlen sich Kinder wohl und geborgen und können sich entspannen.

Wenn Dreijährige den Schnuller noch brauchen und jeden Tag im Mund haben, beeinträchtigt sie das in ihrer Entwicklung, zum Beispiel beim Sprechenlernen (siehe links). Sie haben sich aber so daran gewöhnt, dass schon mindestens die Schnullerfee kommen muss, damit ein Kind ihn abgeben mag.

Es gibt andere Möglichkeiten, einen Säugling zu beruhigen. Sie werden mit der Zeit herausfinden, welches Bedürfnis Ihr Kind hat, wenn es schreit. Ruhiges Halten und eventuell ein Schlückchen Milch – das sind tröstliche Maßnahmen.

45 Schnuller sind besser
als Daumenlutschen

→ Babys mit einem besonders starken Saugbedürfnis lutschen auch gerne mal am kleinen Finger von Mama oder Papa und beruhigen sich auf diese Weise. Später nehmen sie dann zum Einschlafen oder in Situationen der Unruhe den eigenen Daumen in den Mund. Führt das nicht zu einer Kieferfehlstellung, und ist deshalb nicht ein anatomisch geformter Schnuller besser? Diese Frage höre ich in meiner Praxis von vielen Eltern.

Die Gefahr einer Zahnfehlstellung oder Kieferverformung ist bei häufigem oder ständigem Saugen immer gegeben, egal ob ein Kind an seinem Daumen oder am Schnuller saugt. Von ärztlicher Seite her habe ich beim Daumenlutschen weniger Bedenken als beim Dauerschnullern. Daumenlutschen findet nicht 24 Stunden am Tag statt. Kein Baby hat vom ersten Lebenstag an den Daumen im Mund, und kein Kleinkind hat ihn immer im Mund. Dazu schätzen Kleinkinder die Möglichkeit zu sehr, beide Hände zu benutzen. Zum Spielen nehmen sie den Daumen heraus in der Gewissheit, dass er NICHT VERLOREN GEHEN kann und immer da ist, wenn er benötigt wird.

Eventuelle Verformungen, die während der ersten drei Lebensjahre durchs Daumenlutschen am Kiefer entstehen, bilden sich im Allgemeinen von selbst wieder zurück. Auch Bakterien und Co, die durch das Daumenlutschen in den Mund gelangen, sind unter normalen hygienischen Bedingungen unbedenklich. Ihr Baby erkundet ohnehin alles Greifbare mit dem Mund.

»Den Schnuller kann ich ihm wenigstens wegnehmen«, führen viele Eltern als weiteren Grund an, warum sie den Schnuller bevorzugen. Dieser vermeintliche Vorteil ist aber nicht unbedingt einer: Ihrem Kind den Schnuller wegzunehmen fällt Eltern erfahrungsgemäß ebenfalls nicht so leicht, weil ihr Kind ihn nicht hergeben will und anfängt zu jammern.

Die Frage ist doch: Ist es unsere Aufgabe als Eltern, zu entscheiden, wann unser Kind die Beruhigung durch das Saugen braucht und wann nicht? Oder dürfen wir ihm das selbst überlassen? Ich denke, das dürfen und sollten wir getrost tun.

Ich muss mein Baby stets am Körper tragen

→ Nahezu jedes Baby lässt sich gern von Vater oder Mutter auf dem Arm tragen und BERUHIGT SICH BEI KÖRPERKONTAKT. Nun gibt es eine ganze Philosophie, die ungefähr so lautet: »Babys sollten möglichst ständig getragen werden. Sie sind dann ruhiger durch die körperliche Nähe. Eltern und Kind entwickeln eine tiefere Bindung zueinander. Menschenkinder sind von Natur aus Traglinge, und die Naturvölker machen es alle so. Im Tragetuch habe ich mein Kind so ständig bei mir und trotzdem immer die Hände frei.«

Es spricht aber einiges gegen das Tragen in Tuch oder Tragehilfe:

→ Babys sehen auch unterwegs am liebsten Mamas oder Papas Gesicht, was die Möglichkeiten der Tragehilfen stark einschränkt (siehe Seite 85).

→ Sobald die Hände der Eltern das Kind nicht mehr berühren und stützen, ist das Tragen nicht mehr so achtsam.

→ Solange das Kind seinen Kopf noch nicht selbst halten kann, hat er in der Tragehilfe oder dem Tragetuch zu wenig Halt.

→ Das Kind wird an seiner freien Bewegungsentfaltung gehindert. Gerade wenn es wach ist, sagen ihm die Enge und Unbeweglichkeit nicht immer zu. Vom medizinischen Standpunkt muss ich klar sagen: Ein Baby kann sich dann nicht optimal entwickeln.

→ Manche Kinder protestieren auch, wenn Mutter oder Vater mit ihm mal stehen bleiben. Sie haben sich an die ständige Bewegung gewöhnt und fangen nun an, lauthals zu brüllen – eine maximale nervliche Belastung für den Tragenden.

→ In der Tragehilfe eingeschlafene Kinder wachen beim »Auspacken« oder im Bett gerne wieder auf und beschweren sich dann lautstark.

→ Auch bei bester Bindeweise wird der Rücken des Erwachsenen belastet.

Ich empfehle das Tragen des Kindes auf dem Arm. Es ist ACHTSAMER UND SCHÖNER für Eltern und Kind. Natürlich kann das niemand den ganzen Tag lang tun, das ist aber auch nicht nötig. Ein Baby kann ruhig auch Zeit auf der Krabbeldecke verbringen, dort spielen oder eindösen. Am besten tragen Sie Ihr

4

kleines Baby waagerecht auf dem Arm und unterstützen das Köpfchen mit Ihrer Hand. So legen Sie es dann auch ins Bett, wenn es einschlafen soll.

Unsere beiden jüngeren Kinder lagen oft ohne Körperkontakt zu Mama oder Papa auf einer Decke und dösten, spielten, entdeckten ihre Hände, während wir aufräumten oder kochten. Bei einer Tagung war unsere damals Jüngste dabei, strampelte zu unseren Füßen oder schlief unterm Stuhl. Alle, die das sahen, haben unser Kind als GEBORGEN UND ALS SICHER GEBUNDEN erlebt. Wir hatten gar nicht erst mit dem Herumtragen angefangen. Niemand ist mit dem Elternwerden verpflichtet, es sich »schwer zu machen«. Ein achtsamer Umgang mit dem Kind ist möglich, ohne es dauernd am eigenen Körper zu haben!

Bei den sogenannten Naturvölkern trägt man die Kinder aus Notwendigkeit: um sie vor Wind und Wetter zu schützen, um die Hände frei zu haben für ausdauernde Feldarbeit,und wenn es an einer Möglichkeit fehlt, das Kind sicher und hygienisch abzulegen. Wir leben völlig anders, aber hier sollen die »Naturvölker« auf einmal das große Vorbild sein? Für die Mütter dort ist das Herumtragen (und

AUS DER FORSCHUNG

Eine Dschungelerfahrung

Die amerikanische Schriftstellerin Jean Liedloff verbrachte mehr als zwei Jahre bei den Yequana-Indianern im Dschungel von Venezuela. Sie erlebte das Volk und seine Kinder als besonders friedlich und freundlich, ohne Machtkämpfe und »Trotzphasen«. Zunächst führte Liedloff diese Tatsache darauf zurück, dass die Indianer ihre Kinder bis zum Krabbelalter in ständigem Körperkontakt halten. Als entscheidend stellte sie aber später fest, dass sich nicht alles ums Kind dreht. Die Babys sind im alltäglichen Geschehen einfach mit dabei und werden nicht »bespielt«. So lernen sie als getragene Beobachter alles über ihr zukünftiges Leben. Sie spüren die Sicherheit der Betreuungspersonen, die ihren eigenen Tätigkeiten nachgehen, ohne ihre Kinder »um Erlaubnis zu fragen«. So müssen die Kinder auch nicht nach Aufmerksamkeit heischen, und Machtkämpfe zwischen Kindern und Eltern bleiben aus.

oft auch die mit dem Kind geteilte Schlafstelle) nicht immer bequem. Aber sie machen es so wie ihre eigenen Mütter. Sie haben ihre über die Generationen hinweg erprobte Methode. Dadurch strahlen sie eine große Sicherheit aus, die tatsächlich zu recht ruhigen Babys führt, welche sich prächtig entwickeln. Auch diese Säuglinge werden NICHT OHNE GELEGENTLICHES SCHREIEN groß, nur gehen die Eltern mit dem Schreien gelassen um – während unser Ideal ein Säugling ist, der gar nicht schreit.

Finden Sie auch hier Ihren eigenen Weg. Schenken Sie Ihrem Kind Nähe. Aber gönnen Sie sich und ihm auch immer mal etwas Freiraum. Tragen Sie Ihr Kind, wenn es für Sie praktisch ist, etwa beim Einkaufen oder zum Spaziergang (Voraussetzung: Es kann seinen Kopf bereits selbst halten). Aber Sie müssen es nicht – vor allem nicht ständig!

47 Schnalzen und Schaukeln wirken beruhigend

Während ich die kleine Sara mit dem Stethoskop abhöre, macht ihr Vater Zisch- und Schnalzgeräusche, um sie abzulenken, zu beruhigen oder aufzuheitern, was auch immer. Ich bitte ihn schließlich, es zu lassen, denn so kann ich den Herzschlag nicht hören. Außerdem scheint mir Sara durch die Geräusche umso zappeliger zu werden (und mich macht es auch nervös …).

Auch das beliebte »Schuckeln« unruhiger Babys auf dem Arm scheint mir nur einen kurzfristigen Erfolg in Sachen Beruhigung zu bringen, selbst wenn es ein geläufiger Impuls von Eltern ist, dem Schreien ihres Kindes auf diese Weise zu begegnen. Schließlich haben sie die Erfahrung gemacht, dass es, noch im Mutterleib, immer dann strampelte, wenn Mama sich hinlegte, und ruhig war, wenn sie spazieren ging. Die SITUATION IM MUTTERLEIB können wir unserem Kind aber nicht zurückgeben, und das ist auch gar nicht nötig. Ohnehin lässt sich die gedämpfte, sanft wiegende Bewegung, die Ungeborene wahrnehmen, wenn ihre Mutter in Bewegung ist, nicht vergleichen mit dem starken Bewegungsreiz, dem das geborene Kind beim Wiegen und Schuckeln ausgesetzt wird. Manche Eltern handhaben ihr Kind beinahe wie einen Cocktail-Shaker! Sie machen sich im Laufschritt mit ihm auf den Weg, fahren es nachts übermüdet im Auto umher, setzen es im Autositz auf die laufende Wäscheschleuder oder hopsen mit ihm AUF DEM GYMNASTIKBALL. Dahinter steckt echte Verzweiflung, aber ich muss vor den Gefahren warnen, die diese heftigen Beruhigungsversuche mit sich bringen! Wird das Kind dann abgelegt, geht das Durchrütteln oft weiter: Der Kinderwagen wird hin und her geruckelt, und als Ruhelager dient eine Federwiege, die die kleinste Bewegung durch Schwingen aufgreift und verstärkt.

Das Schaukeln kann sich bei Eltern verselbstständigen: Auch wenn ihr Kind ganz ruhig ist oder schläft, wird es fast unwillkürlich immer auf und ab bewegt. Sobald es tatsächlich schreit oder unruhig ist, verstärken sie dann die Bewegung, sodass das Schaukeln zum (gefährlichen) Schütteln werden kann. Solche Situationen sind nicht selten! Denn SCHREIEN MACHT STRESS, und Stress nimmt die Fähigkeit zur Selbstkontrolle.

Grundsätzlich gilt: Unruhe und Hektik beruhigen kein Baby. Reden Sie leise und liebevoll mit Ihrem Kind, halten Sie es ruhig und sicher mit unterstütztem Köpfchen. Das schafft Sicherheit, Nähe und beruhigt! Noch nicht mal das »sanfte Wiegen« ist unbedingt notwendig. Um mehr Ruhe ins Familienleben zu bringen, nehmen Sie sich nicht zu viel vor und verplanen Sie Ihren Alltag nicht völlig. Nutzen Sie die Kraft der Gedanken, etwa mit dem Satz »Ich bin vollkommen ruhig und gelassen«.

Bleiben Sie aufmerksam für Ihre Reaktionen auf Ihr schreiendes Kind: In einer Situation, wo Sie so angespannt sind, dass das ruhige Trösten Ihnen nicht möglich ist, ist es wahrscheinlich das Beste, wenn Sie sich aus der Situation zurückziehen. Ihr Baby beim Schreien allein zu lassen ist zwar nicht erstrebenswert, aber immer noch besser, als es im Affekt zu misshandeln. Und das kann AUCH DEN ACHTSAMSTEN ELTERN mal passieren! Bei unseren Kindern haben wir die Erfahrung selbst gemacht: Wenn wir wirklich nicht mehr konnten, haben wir auch schon mal im Nebenzimmer durchzuatmen versucht. Und nach ein paar letzten Schreien schlief unser Kind dann ein. Vielleicht weil unsere Unruhe es nicht mehr daran hinderte … oder es war einfach auf einmal müde genug.

Babys wollen etwas von der Welt sehen

→ Gerade die Kinder, die mir in der Sprechstunde als »Schreibabys« vorgestellt werden, haben häufig Rasseln oder bunte Püppchen über sich im Wagen oder Sitz hängen. »Die wollen ja gerne etwas sehen«, erklären die Eltern dann. Die Babytrapeze, unter die Säuglinge oft gelegt werden, Mobiles über dem Babybett oder dem Wickeltisch, all das passt zur Theorie, Babys müssten ständig angeregt werden. Das auf diese Weise angeregte Kind wird aber rasch zum aufgeregten Kind, das nicht zur Ruhe kommt, weil es die vielen Reize nicht verarbeiten kann. Am liebsten sehen Babys DIE GESICHTER IHRER ELTERN, die ihnen hin und wieder einen Blick oder ein Lächeln schenken! Dann sind sie erfahrungsgemäß gleich ruhiger. Ihr Baby braucht die sichtbare Nähe von Mutter oder Vater, um neue Sinneserfahrungen einzuordnen!

Ihr Baby kann nervös werden, wenn Sie es schon frühzeitig in Sitzhaltung in den Buggy schnallen und mit Blickrichtung voraus durch die Gegend schieben. Wenn ich solche Babys genauer anschaue, haben sie entweder »abgeschaltet«, was ihr dösiger Blick zeigt, oder sie brüllen wie am Spieß – besonders gerne in Kaufhäusern oder beim Spaziergang durch die Innenstadt. Wenn möglich, schiebt die Mutter dann schnell weiter, in der Hoffnung, das Kind möge sich DURCH DIE BEWEGUNG BERUHIGEN. Durch den fehlenden Blickkontakt ist aber die Interaktion zwischen Mutter und Kind erschwert. Stellen Sie den Buggy also so ein, dass Ihr Kind Sie ansehen kann! Denn nichts anderes will es im ersten Lebenshalbjahr.

Verbannen Sie außerdem den großen Kinderwagen nicht so schnell in den Keller. Eine sitzende Haltung beim Gefahrenwerden ist aus Sicht der motorischen Entwicklung erst dann sinnvoll, wenn das Kind aus der Bauchlage selbstständig in eine sitzende oder kniende Position kommen kann und wenn es sich aus dem Stand auf den Po setzen kann.

Auch wenn Sie Ihr Baby in einer Tragehilfe tragen, sollte es Ihnen zugewandt darin sitzen (siehe auch Seite 81).

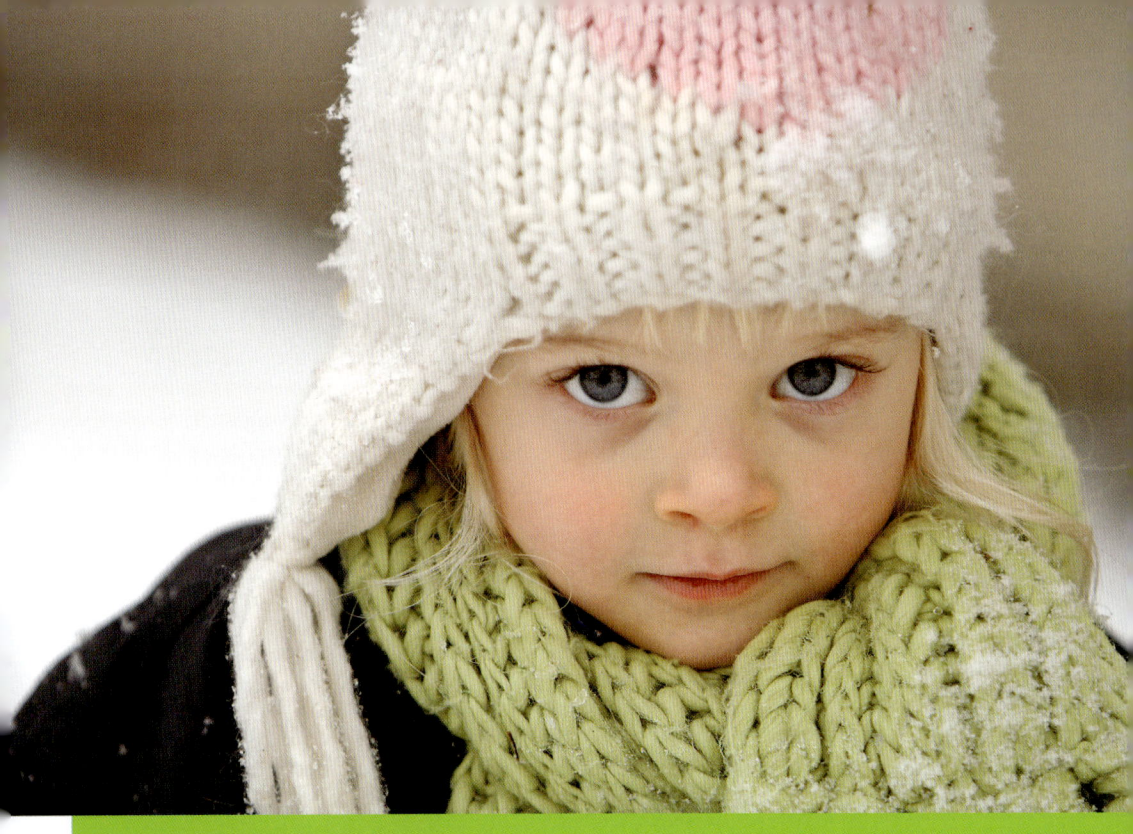

Kranksein
und Gesund-
werden

5

→ Der Wunsch aller Eltern, ihr Kind vor Unheil zu bewahren, ist besonders beim Thema Krankheiten sehr groß. Es fällt jedoch oft schwer, bei all den teils widersprüchlichen Empfehlungen den Überblick zu behalten. Ich möchte Ihnen eine entspannte und realistische Sichtweise vermitteln. Krankwerden gehört nun mal zum Leben dazu. Vertrauen Sie darauf, dass Ihr Kind mit Krankheiten fertigwerden kann, und sei es auch noch so klein und zart!

Vorbeugen und Vorsichtsmaßnahmen

»Vorbeugen ist besser als Heilen«, sagt der Volksmund. Daher gibt es viele vorbeugende Maßnahmen, damit Kinder gar nicht erst krank werden. Kampf gegen Zugluft, kalte Füße, das Bloßstrampeln und das Sitzen auf dem kalten Boden – wohl jeder kennt das von den eigenen Eltern und Großeltern. Um das Thema ranken sich viele Legenden, unterstützt durch unseriöse »Heiler« und Medikamentenhersteller, die mit der Angst vor Krankheiten Geschäfte machen.

Auch für den Fall, dass ein Kind bereits krank ist, gibt es überall gute Ratschläge. Nicht alle funktionieren. Ich empfehle gesunde Ernährung, ausreichend Schlaf und viel Bewegung an der frischen Luft als beste Gesundheitsprävention für die Familie. Dass Ihr Kind Infekte durchmacht, bedeutet auch eine gewisse Abhärtung – und ist ohnehin unvermeidlich! BLEIBEN SIE GELASSEN, denn Kämpfe führen selten zu gesünderen Kindern, sondern machen unnötig Stress.

49 Warm eingepackte Kinder
erkälten sich nicht

→ Welches Kind wurde nicht schon in seinem Unternehmungsgeist gebremst mit Sprüchen wie »Zieh deine Jacke an, sonst erkältest du dich« oder »Du hast ja nichts um den Hals!«. Ich habe solche Sätze jedenfalls als Kind oft gehört, sie immer öfter überhört und mich dabei nicht jedes Mal erkältet. Um sich zu erkälten, sprich einen viralen Infekt der oberen Luftwege zu bekommen, braucht es mehr als nur Kälte. Deshalb sprechen Mediziner statt von einer Erkältung inzwischen lieber von einem Atemwegsinfekt.

Ist der Körper lange ohne ausreichenden Schutz der Kälte ausgesetzt, kann das anfällig für Infekte machen. Aber auch dann muss man sich anstecken, denn ohne Virus gibt es keinen Infekt. Den bekommt man zum Beispiel über Anniesen oder Händeschütteln. Um einem Infekt vorzubeugen, wäre es also nötig, sich ständig die Hände zu desinfizieren und sich von Infizierten sowie von Menschenmengen fernzuhalten. Beides ist mit Kindern nicht durchzuhalten. Es ist aber auch nicht nötig, denn INFEKTE GEHÖREN ZUM LEBEN (siehe ab Seite 87).

TIPP

Vorsicht mit ätherischen Ölen!

Zur Vorbeugung oder Linderung von Erkältungen erfreuen sich ätherische Öle wachsender Beliebtheit. In der Duftlampe, auf den Schlafanzug getropft, als Salbe auf den Brustkorb oder unter die Nase gerieben oder in heißem Wasser verdünnt eingenommen, sollen sie »die Atemwege frei machen«. Auf eigene Faust ätherische Öle bei Kleinkindern anzuwenden ist aber gefährlich: Bestimmte Öle können schon in geringer Konzentration eine Verengung der Bronchien (Obstruktion) bewirken und damit erst eine Bronchitis auslösen. Es wurde von Notfällen mit akuter Atemnot bei kleinen Kindern berichtet, besonders wenn die Salbe direkt unter die Nase gerieben wurde.

Ich sehe häufig viel zu dick angezogene Kinder, die sich unwohl fühlen und schwitzen. Sie sind in ihrer Bewegungsfreude und Bewegungsfreiheit eingeschränkt, sodass sie keine Lust haben auf Toben und Rennen. Dabei könnten sie genau damit ihre Abwehrkräfte besonders gut stärken, denn Durchatmen und Bewegung regen den Kreislauf und das Immunsystem an.

50 Vitaminpräparate
stärken die Abwehrkräfte

»Das ist jetzt schon die dritte Erkältung dieses Jahr!«, klagt im späten Frühjahr die Mutter der zweijährigen Lara. »Können Sie ihr nicht ein paar Vitamine verschreiben, damit das aufhört?«

Es ist nicht ungewöhnlich, dass Kleinkinder alle vier Wochen eine Erkältung haben! Natürlich machen sich Eltern Sorgen, wenn ihr Kind »ständig« krank ist. Oft vermuten sie einen Mangel an Vitaminen, Spurenelementen oder Ähnlichem. Den gibt es jedoch in unseren Breitengraden so gut wie nie! Vitamintabletten

5

AUS DER FORSCHUNG

Die Wissenschaft empfiehlt Vitaminpräparate nicht

Das Dortmunder Forschungsinstitut für Kinderernährung (FKE, Adresse siehe Seite 169) empfiehlt außer der Verwendung von jodiertem Speisesalz und der Zufuhr von Vitamin D zur Unterstützung der Knochengesundheit keine Gabe von Vitaminen & Co. Der Nutzen solcher Präparate ist nicht bewiesen. Kein Präparat zur Stärkung der Abwehrkräfte hat in irgendeiner Studie bewiesen, dass die Infekthäufigkeit abnimmt. Vielmehr wird hier wieder eine Stellschraube gesucht, an der das Kind »gesund gedreht« werden kann. Dabei erringt der kleine Körper jedes Mal einen Erfolg, wenn wieder ein Infekt von allein durchgestanden wurde.

können (wie alle Medikamente) keine Erkältung verhindern. Lediglich die Hersteller profitieren von der Angst vor Erkrankungen. Neuere Studien haben sogar gezeigt, dass viele Vitaminpräparate schaden können.

Das kindliche Immunsystem muss sich mit den Viren unterschiedlichen auseinandersetzen und ANTIKÖRPER ENTWICKELN, nur das beugt zukünftigen Erkältungen vor. Hilfreich ist eine ausgewogene, vitaminreiche Ernährung mit viel frischem Gemüse und Obst der Saison sowie viel Bewegung an der frischen Luft. Und auf Seiten der Eltern eine entspannte Haltung sowie ein bisschen Geduld. Denn das Immunsystem ist ein lebenslang lernendes System, es muss erst einmal mit den Erregern dieser Welt in Kontakt kommen. Im Schulalter oder auch schon im zweiten Kindergartenjahr werden Kinder deutlich seltener krank.

51 Mit Erkältung darf man nicht schwimmen gehen

→ »Ins Schwimmbad? Dann wird mein Kind doch erst richtig krank!« Dies ist eine unter Eltern sehr verbreitete Meinung. Aber die Bewegung im Wasser selbst wird einen Infekt weder auslösen noch verstärken. Trotzdem gehen Millionen von Kindern mit Schnupfen nicht zum Schwimmunterricht. Manche baden oder duschen in dieser Zeit sogar nicht. Klar, wer sich nicht gut fühlt, hat auch nicht viel Spaß am Planschen. Und wer die Nase verstopft hat und damit auch die Ohren »zu«, der wird nicht gerne tauchen. Aber kränker wird er deshalb nicht. Im Schwimmbad sind allerdings viele andere Menschen. Die sind natürlich potenzielle Keimträger, bei denen man sich gut anstecken kann, oder auch potenzielle Opfer, die man anstecken kann. Dennoch müssen Sie Ihrem Kind, wenn es lediglich einen Schnupfen hat, NICHT DAS SCHWIMMEN VERBIETEN, wenn es sich doch bereits darauf gefreut hat! Überall, wo viele Menschen sind, gibt es auch viele Viren. Diese können auf die unterschiedlichste Weise übertragen werden – ein Schwimmbad ist da im Vergleich nicht »gefährlicher« als andere Orte. Infekte durchzumachen ist normal und zudem sogar wichtig für die Entwicklung des Immunsystems.

→ Weder Babys noch ältere Kinder müssen immerzu eine Mütze tragen, nur damit ihre Ohren geschützt sind. Nur durch »Zug« oder Kälte entzünden sich die Ohren nicht. Eine Mittelohrentzündung (siehe ab Seite 100) ist immer eine Folge oder KOMPLIKATION EINER ERKÄLTUNG. Man kann ihr nicht vorbeugen, da die Erreger nicht von außen kommen. Es sind Keime, die ohnehin im Rachenraum leben und von dort ins Mittelohr wandern. Es ist nicht nötig, dass Kinder bei warmem Wetter unter ihren Mützen schwitzen und leiden.

Bei kaltem Wetter sollte naturgemäß jeder zum Schutz vor Wärmeverlust eine Mütze tragen. Diese muss aber wiederum nicht unbedingt tief über die Ohren gezogen werden. Denn zur Entwicklung eines Infektes braucht es mehr als nur Kälte (siehe Seite 88).

53

Wer auf kaltem Boden sitzt,
kriegt Blasenentzündung

5

»Gestern hat Leni zu lange auf dem Küchenfußboden gespielt, denn heute sagt sie ›Aua Pipi!‹. Sie hat sich bestimmt die Blase verkühlt!« Lenis Oma meint, den Auslöser für die Beschwerden ihres Enkelkinds gefunden zu haben, das sie gerade aus einer dicken Wollhose pellt.

Kinder bekommen keine Blasenentzündung oder »verkühlen sich die Blase«, nur weil sie sich auf kaltem Boden aufhalten, barfuß herumlaufen oder keine wollene Unterwäsche angezogen haben. KÄLTE ALLEIN verursacht keine Infektion. Eine Blasenentzündung entsteht anders: Darmbakterien wandern über die Harnröhre in die Blase und dann schlimmstenfalls auch in die Nieren. Das kommt wesentlich häufiger bei Mädchen vor, denn die haben eine kürzere

Harnröhre, außerdem liegen After und Harnröhrenausgang bei ihnen näher zusammen. Die Infektion lässt sich einfach durch eine Urinuntersuchung per Schnelltest beim Kinderarzt nachweisen und gut behandeln. Oft sind Antibiotika nötig.

Manchmal sind die Kinder nur »wund«, und daher brennt es beim Wasserlassen. Da genügt eine Behandlung mit entzündungshemmenden Sitzbädern oder Zinksalbe. Anhaltendes Wundsein kann aber auch Auslöser für eine Harnwegsinfektion sein. Bei Wickelkindern sind GUTE HYGIENE und häufiges Wickeln der beste Schutz. Bei Mädchen, die gerade die Toilettenbenutzung lernen, sehe ich häufig, dass sie mit nach hinten gekipptem Becken auf der Toilette sitzen, fast schon in der Kloschüssel hängen. Dann läuft der Urin über das Genitale und oft auch in die Vagina. Von dort tröpfelt es später ins Höschen. Das verursacht schnell Wundsein und begünstigt eine Blasenentzündung. Eine einfache Maßnahme schafft Abhilfe: Stellen Sie einen Hocker vor die Toilette, auf den Ihr Kind beim Urinieren die Füße setzen kann. Dann sitzt das Kind gleich richtig: mit etwas nach vorn gebeugtem Oberkörper, die Beine etwas auseinander, damit der Urinstrahl »frei fließt«! So ist auch der Beckenboden entspannter, und die Blase wird komplett entleert.

Haben Kinder immer wiederkehrende HARNWEGSINFEKTE, auch mit hohem Fieber, ist weitere Diagnostik durch den Kinderarzt erforderlich. Es könnte dann ein angeborener Rückfluss (Reflux) von der Blase in die Niere bestehen, mit häufigen Nierenbeckenentzündungen als Folge. Der Reflux muss dann je nach Schwere eventuell operativ behoben werden.

54 Ich muss schnell etwas tun, bevor sich was festsetzt

»Johannes hat eine Schniefnase«, »Karla hat keinen Appetit«, »Wir haben eine durchgehustete Nacht hinter uns« – vor allem freitags enden solche Sätze besorgter Eltern oft so: »Können wir vor dem Wochenende noch schnell vorbeikommen, bevor sich was festsetzt?«

AUS DER FORSCHUNG

Hustensäfte wirken nicht

Schleimlösende Hustensäfte sollen laut Werbung verhindern, dass »sich etwas festsetzt«. Schleim in den Bronchien gilt als Nährboden für Bakterien. Klinische Studien konnten jedoch nicht beweisen, dass solche Säfte wirken. Bei einer Studie der Universität Pennsylvania wurden 100 erkältete Kinder mit rezeptfreien und apothekenpflichtigen Hustensäften oder mit Placebos behandelt. Eine signifikante Wirkung der Medikamente konnte nicht nachgewiesen werden.

Bevor das Kind richtig krank wird, soll ich als Arzt also vorbeugen. Aber in der Regel kann auch ich nur feststellen, dass zurzeit ein Infekt vorliegt, der wahrscheinlich einfach SEINE ZEIT BRAUCHT UND DANN WIEDER VERGEHT. Mit Nasentropfen und Fieber- beziehungsweise Schmerzmitteln aus Ihrer Kinder-Hausapotheke können Sie sich und Ihrem Kind bis dahin das Leben erleichtern. Bei Komplikationen wie einer Bronchitis bis hin zur Lungenentzündung nutzen Bakterien den Virusinfekt und die momentane Schwäche des Körpers aus, um sich auszubreiten. Aber dem lässt sich meiner Erfahrung nach nicht vorbeugen.

Ist der Zeitpunkt erreicht, ab dem ein Kind nicht mehr harmlos »erkältet«, sondern eventuell intensiver behandlungsbedürftig ist, kann der Kinderarzt mit der Verordnung von Inhalationen (eines bronchienerweiternden Medikaments) tatsächlich erreichen, dass aus einer Bronchitis keine Lungenentzündung wird. Nicht mehr »nur erkältet« ist Ihr Kind mit folgenden Symptomen:

→ Das Fieber zeigt sich nicht nur abends und dauert über mehr als drei Tage an.

→ Quälender Husten bis hin zum Würgen auch nachts.

→ Trinkschwäche beim Baby.

Das kann leider auch am Wochenende passieren. Da hilft es auch nicht, am Freitag noch schnell beim Arzt gewesen zu sein. Am Wochenende müssen Sie mit Ihrem Kind in eine Notfallpraxis oder zu einem ärztlichen Bereitschaftsdienst gehen. Wohin Sie sich wenden können, darüber informiert Sie Ihr Kinderarzt. Adressen finden Sie im Anhang auf Seite 170.

5

Ich muss mein Kind
vor Ansteckung schützen

→ Am Ende des Arztbesuches stellen mir Eltern oft die bange Frage: »Ist das ansteckend?« Dahinter steckt die Sorge, ob sie ihr Kind bedenkenlos in den Kindergarten schicken und selbst arbeiten gehen können. Andere wollen Medikamente übers Telefon ordern und gar nicht erst in die Sprechstunde kommen, aus Angst, ihr kränkelndes Kind könnte sich in der Praxis »erst richtig anstecken«. Die Sorge um die Ansteckung ist nicht unberechtigt: Alle akuten Infektionskrankheiten sind möglicherweise ansteckend. Erkältungen per Tröpfcheninfektion (beim Sprechen, Niesen, Husten), Magen-Darm-Infekte per Schmierinfektion (über Gegenstände, auf der Toilette). Das heißt aber nicht, dass jedes Kind gleich krank wird, wenn es mit einem kranken Kind zusammen spielt oder sich mit ihm in einem Raum aufhält. Eine Infektion wirkt sich auf die individuellen kindlichen Immunsysteme unterschiedlich aus: Der eine bekommt nur einen Schnupfen, DER ANDERE GLEICH FIEBER. Ein Kind hat etwas Bauchgrummeln, das andere zweimal Durchfall, das nächste erbricht sich über mehrere Tage. Der Sohn einer Freundin, der die Windpocken noch im Vorschulalter durchmachen sollte, spielte »vergeblich« ganze Nachmittage mit unseren an Windpocken erkrankten Kindern. Er steckte sich einfach nicht an!

Ich halte es nicht für sinnvoll, ein Kind bei jedem Schniefen oder Husten in Quarantäne zu stecken. Dann wären Kinder im ersten Kindergartenjahr wahrscheinlich fünfzig Prozent der Zeit zu Hause! In dieser Zeit wirken zahlreiche Kinder ja »dauerkrank«: Sie fangen sich bei den vielen anderen Menschen dort so manches ein – statistisch gesehen alle drei bis vier Wochen. Schlimm ist das aber nicht: ES HÄRTET IHR KIND AB. Hat es erst einmal einige Infekte durchgemacht, wird es im zweiten Kindergartenjahr viel gesünder sein. Wenn es schließlich die Schulzeit erreicht hat, wird es sich nur noch selten an banalen Infekten anstecken. Übrigens profitiert auch noch das erwachsene Immunsystem vom Prinzip der »Abhärtung durchs Durchmachen«: Ich als Kinderarzt bin selten krank, obwohl ich täglich auch viele »ansteckende« Kinder untersuche. In meiner ersten Zeit als Arzt war das noch anders! Wenn Sie entscheiden müssen, ob Sie Ihr Kind zu Hause lassen oder nicht, sollten Sie vor allem sein eigenes Wohlbefinden im Auge haben: Mit Fieber (über 38,5 Grad) und einen weiteren Tag nach Abklingen der Temperatur auf unter 38 Grad sollte es daheim bleiben, ebenso mit akutem Durchfall oder Erbrechen.

Am besten ist es, MIT AUGENMASS ZU URTEILEN: Seien Sie nicht zu streng mit anderen Eltern, die schon wieder ihr Kind mit einer »Rotzglocke« in den Kindergarten bringen. Aber lassen Sie Ihr Kind zu Hause, wenn es ihm wirklich schlecht geht! Und wenn Ihr Kinderarzt Ihren kranken Sprössling untersuchen möchte, wagen Sie ruhig den Gang in die Praxis. Ich habe für die kranken Patienten ein großes Wartezimmer, und die Eltern der Kleinen können dort nach Bedarf selbst lüften. Die Erfahrung zeigt: Den meisten Familien kann ich helfen (aber nicht per Telefon!), und den Kindern geht es nach dem Aufenthalt in der Praxis nicht schlechter als vorher.

Bei einigen wenigen Krankheiten, etwa dem Keuchhusten, gibt es jedoch laut Infektionsschutzgesetz genaue Vorgaben. Dann brauchen Sie ein ärztliches Attest, welches besagt, dass Ihr Kind wieder eine Gemeinschaftseinrichtung (Kindergarten oder Schule) besuchen darf. Welche Regelung bei den unterschiedlichen Krankheiten an Ihrer Einrichtung gilt, das sagen Ihnen die Erzieherinnen oder Lehrer. ENTSPRECHENDE REGELUNGEN gibt es oft auch im Vertrag zwischen dem Träger der Einrichtung und den Eltern.

56 Kranke Kinder gehören ins Bett

→ »Was turnst du denn hier herum? Du gehörst ins Bett!« Sicher haben alle kranken Kinder diesen Satz schon mal gehört, so auch wir früher. Das macht ihn aber nicht wahrer! Auch ein richtig krankes oder fiebriges Kind darf sich bewegen und an die frische Luft. In der Regel sind Kleinkinder auch bei Infekten sowieso nicht in ihrem Bewegungsdrang zu bremsen. Wenn sie Schonung brauchen, ziehen sie sich selbst ins Bett oder aufs Sofa zurück. Bettruhe verordne ich also nie.

Häufig fragen mich Eltern in der Sprechstunde: »Darf mein krankes Kind denn auch raus an die frische Luft?« Dann antworte ich immer: »Klar, wenn es möchte.« Das Kind sollte draußen natürlich nicht frieren. Aber es ist auch nicht nötig, erkältete Kinder besonders dick und mit vielen Schichten einzupacken. Am besten ist in der kalten Jahreszeit eine weiche Schicht, also ein flauschig-warmer Woll- oder Fleecepullover überm langärmligen Unterhemd oder T-Shirt, und darüber eine wetterfeste Jacke. In der »Luftkammer« unter der Jacke kann sich die Körperwärme dann gut halten.

Wenn Sie Ihr Kind dagegen in sehr viele Schichten hüllen, ist eventuell kein Raum für die Luft, sodass es trotzdem friert. Manchmal schwitzen Kinder unter ihrer dicken »Verpackung«, und die abkühlende Feuchtigkeit ist sehr unangenehm. Außerdem schränken zu viele Lagen Kleidung die Bewegungsfreiheit ein.

Übertriebene Vorsicht zu Hause ist ebenfalls nicht nötig. Sie brauchen die Heizung nicht höher zu drehen, ganz im Gegenteil: ÜBERHEIZTE RÄUME können zu einem Hitzestau führen, wenn Ihr Kind Fieber hat. Die vermehrte Körperwärme muss schließlich auch abgestrahlt werden. Lüften Sie immer mal wieder einige Minuten richtig durch. Die Frischluft verringert die Konzentration der Viren in der Luft, sodass andere Familienmitglieder sich nicht so schnell anstecken. Und Ihrem kranken Kind tut sie gut.

57 Ein krankes Kind muss essen

»Wir kriegen nichts mehr in ihn rein«, sagt die verzweifelte Großmutter des kleinen Tom in meiner Sprechstunde. »Und dabei ist er doch sowieso schon so dünn, er hat ja gar nichts zuzusetzen!«

Wer krank ist, hat normalerweise keinen Appetit. Das weiß eigentlich jeder aus eigener Erfahrung, und es gilt für Kinder ebenso wie für Erwachsene. Trotzdem haben Eltern und auch Großeltern oftmals den Drang, ihren kranken Kindern irgendwie das Essen oder die Milchnahrung »einzuflößen«. Aber auch bei kranken Kindern, die sehr schlank sind, gilt: Mehr, als Ihrem Kind das Essen anzubieten, können Sie als Eltern nicht tun. Ihr Kind darf nach wie vor selbst entscheiden, OB UND WIE VIEL ES ESSEN MAG. Machen Sie sich keine Sorgen, wenn auch mal die Gewichtszunahme stagniert oder die Waage sogar einen leichten Gewichtsverlust anzeigt – das holt Ihr Kind garantiert sehr schnell auf, sobald es wieder gesund ist.

Das A und O ist jetzt ohnehin nicht das Essen, sondern das Trinken: Bieten Sie Ihrem Kind immer wieder etwas zu trinken an, und bei einer akuten Erkrankung zählt jede Art von Flüssigkeit. Es muss nicht unbedingt »gesundes« Trinken sein wie etwa Kräutertee – den habe ich als Kind auch nie gemocht. Wenn außer Saft(schorle) oder Limonade nichts geht, ist das in Ordnung. Auch eine klare Gemüsebrühe schmeckt kranken Kindern manchmal sehr gut und trägt ebenfalls zur Flüssigkeitsversorgung bei.

Vielen Eltern und meist besonders den Müttern ist es unwohl bei dem Gedanken, dass ihr Kind so »gar nichts im Bauch« hat. Sie erlauben ihm dann auch schon mal Süßigkeiten zu naschen, damit es wenigstens irgendetwas gegessen hat. Ein leerer Bauch ist aber, wie gesagt, nicht tragisch. Wenn Ihr Kind großen Appetit auf Süßes hat, können Sie ihm Pudding oder Apfelmus anbieten. Kinder, die Fieber haben, nehmen auch gerne Breie oder Bananen, also weiche Nahrungsmittel, die man wenig oder gar nicht zu kauen braucht.

Wenn Sie aber mit dem kranken Kind daheim doch recht gestresst sind und gern ausnahmsweise den Weg des geringsten Widerstandes gehen wollen, ist etwas nicht so gesundes Süßes auch mal in Ordnung. Meine Kinder verlangen zum Beispiel immer nach Eis, wenn sie unter Halsschmerzen leiden. Der schmerzlindernde Effekt der Eiscreme besteht wahrscheinlich nur in ihrer Einbildung. Aber es ist nun mal nicht schön, krank zu sein, und so wollen die gewieften Kleinen sich diesen Zustand wenigstens ein bisschen VERSÜSSEN. Auch Gummibärchen sind eine beliebte »Krankenspeise« bei Kindern, ebenso von Mama liebevoll angerichtete Obsthäppchen oder in kleine Quadrate geschnittene Brote mit einem süßen Aufstrich.

Kranke Kinder haben es schnell raus, zu welchen Ausnahmen von den üblichen Regeln ihre Eltern bereit sind, und fordern diese Ausnahmen ein. Das nennt man den »sekundären Krankheitsgewinn« – er sei ihnen gegönnt.

5

Nur falscher Alarm
oder doch ein Ernstfall?

Wiederholtes herzhaftes Niesen, ein erbärmlich klingender Husten, ein besorgniserregender Ausschlag oder akute Ohrenschmerzen – in den Köpfen aller Eltern blinken bei solchen und anderen Symptomen sofort die ALARMLÄMPCHEN auf, und sie haben alle möglichen schweren Erkrankungen vor Augen. Je mehr Informationen und Tipps sie bei Internetforen sammeln oder von Bekannten bekommen, umso mehr wachsen ihre Befürchtungen. Meistens kann ich sie aber beruhigen, wie Sie auf den folgenden Seiten lesen.

58 Wenn ein Baby niest, ist es schwer krank

»Timmi ist jetzt schon erkältet, dabei ist er doch erst zehn Tage alt! Er niest so oft und atmet im Liegen so schnorchelnd, dass mir angst und bange wird.« Timmis Mutter macht sich große Sorgen um ihren Kleinen. Meine Nachfragen ergeben aber, dass Timmi ohne Probleme trinkt und schläft. Die Nasenatmung ist geräuschvoll, aber nicht wirklich behindert.

Schnorcheln und Niesen kommen bei fast allen Babys vor, die dabei natürlich nicht alle erkältet sind. Besonders oft hören Eltern von sogenannten Speikindern diese Geräusche, also Eltern von Kindern, die öfter spucken: Bei allen Babys ist der Magen zur Speiseröhre hin noch »undicht«, und bei manchen schwappt der Mageninhalt besonders oft hoch und manchmal auch heraus. Als Reaktion darauf können der Rachen und die Nase verschleimen. Letztendlich ist das aber harmlos und geht bald von selbst wieder vorbei. Niesen ist eben nur Babys Art und Weise, DIE NASE ZU SCHNÄUZEN.

Wenn dagegen eine echte Erkältung vorliegt, merken Sie das am Trinkverhalten. Babys haben die fantastische Fähigkeit (die sich nach dem Säuglingsalter verliert), ZU TRINKEN UND GLEICHZEITIG ZU ATMEN, ohne abzusetzen. Ihr Kehlkopf ist noch anders geformt, und eine Art Verschlussprinzip schützt die Atemwege beim Schlucken. Ist die Nase aber nicht frei, kann das Baby nicht am Stück trinken, es wirkt unruhig und setzt immer wieder ab. Babys atmen fast ausschließlich durch die Nase, bei einer echten Erkältung ist also der Schlaf gestört. Hier helfen schwach konzentrierte abschwellende Nasentropfen für Babys.

59 Husten wird schnell chronisch

→ In den Wintermonaten häufen sich die Infekte bei Kindern oft derart, dass diese dauerkrank wirken. »Mein Kind hustet seit zwei Monaten, nicht dass es chronisch wird«, so sagen Eltern in der Sprechstunde. Genauer nachgefragt, verlief der Husten aber eher in Wellen, das heißt, er war schon mal lockerer und das Kind schlief besser. Dann wurde es wieder schlimmer. Und so ging das weiter, mal besser, dann wieder schlimmer.

Chronisch wird der Husten so schnell nicht; vor allem nicht nur deshalb, weil Sie »nichts unternommen« haben! Das Problem ist, dass bei Infekten der Luftwege das Symptom Husten oft »nachhinkt«. Das heißt, der Infekt ist längst überstanden, dem Kind geht es wieder gut, nur der lockere Husten tagsüber bleibt noch ein bis zwei Wochen. Das stört die Eltern mehr als die Kinder. In der Zwischenzeit kommt DAS NÄCHSTE GEMEINE VIRUS, und das Spiel geht wieder von vorn los, der Husten wird wieder schlimmer. Ich habe viel Verständnis für die Sorge der Eltern, diesen natürlichen Regenerationsprozess der Atemwege ihrer Kinder nicht richtig einordnen können. Da kommt schnell Angst vor einer chronischen Erkrankung auf.

Es gibt natürlich chronische Erkrankungen der Atemwege, auch bei Kindern (weniger bei Kleinkindern), wie zum Beispiel Asthma bronchiale. Auch gibt es Kinder, die zu häufiger Bronchitis neigen. Dann macht eine Inhalationstherapie auch über einen langen Zeitraum Sinn. Das kann der Kinderarzt durch Abhören schnell »herausfinden«. Aber zu einem sehr hohen Prozentsatz verliert sich diese Bronchitisneigung wieder mit zunehmendem Alter. Sie als Eltern sind nicht schuld, falls Ihr Kind tatsächlich eine chronische Erkrankung entwickelt, und Sie hätten es auch nicht verhindern können.

60 Ohrenschmerzen bedeuten Mittelohrentzündung

»Felix hat Mittelohrentzündung! Er hat die ganze Nacht vor Schmerzen geweint und sich die Ohren gehalten. Wir haben alle kein Auge zugetan …« So melden sich Felix' Eltern morgens bei mir in der Praxis.

Wer schon mal Ohrenschmerzen hatte, weiß, wie heftig die sein können. Kinder leiden furchtbar unter dem stechenden Schmerz. Fast immer treten Ohrenschmerzen in Verbindung oder in Folge von Erkältungen auf – wenn die Nase zu ist und alle Schleimhäute anschwellen, dann schwillt gerade bei Kindern auch der »Abfluss« und das »Belüftungsrohr« vom Mittelohr zum Rachen zu, die sogenannte Eustachische Röhre. Es bildet sich eine Flüssigkeitsansammlung hinter dem Trommelfell, EIN SOGENANNTER PAUKENERGUSS. Es kann mitunter so viel Flüssigkeit sein, dass es drückt und das Trommelfell gespannt ist. Das tut höllisch weh, ist aber noch keine Mittelohrentzündung. Trotzdem ist dieser Erguss ein möglicher Nährboden für Bakterien oder Viren. Daraus kann sich eine Mittelohrentzündung entwickeln, vor der verständlicherweise jeder Angst hat. Solange Ihr Kind aber kein Fieber hat, ist eine Mittelohrentzündung eher unwahrscheinlich. Dann können Sie zunächst noch etwas abwarten und es mit Nasentropfen versuchen (siehe Seite 122). Ihr Kinderarzt kann bei Ohrenschmerzen prüfen, ob das Trommelfell entzündet aussieht. Falls das der Fall ist, handelt es sich um eine MITTELOHRENTZÜNDUNG.

Oft fragen mich Eltern nach Ohrentropfen, um die Schmerzen ihres Kindes lindern zu können. Aber die helfen nur bei der eher seltenen Gehörgangsentzündung

(Otitis externa), die zum Beispiel nach einem Schwimmbadbesuch auftreten kann. Bei der Mittelohrentzündung (Otitis media) haben Ärzte früher schnell Antibiotika verordnet. Inzwischen ist bekannt, dass 60 bis 80 Prozent aller Mittelohrentzündungen von allein vorbeigehen.

So können Sie Ihrem Kind zunächst helfen:

→ Geben Sie gegen die höllischen Schmerzen ruhig mal ein Schmerzmittel, sprich Fiebersaft oder -zäpfchen (nach Packungsbeilage). Die helfen auch gegen Schmerzen, es muss kein Fieber im Spiel sein.

→ Ältere Kinder schätzen Linderung durch lokale Wärme. Hierfür erwärmen Sie ein KIRSCHKERN- ODER DINKELSPELZKISSEN, das Ihr Kind sich ans Ohr halten kann. Bitte erwärmen Sie es vorsichtig (nicht zu heiß!) und prüfen Sie die Temperatur an Ihrem Handgelenk oder der Wange. Nicht bei Babys anwenden (Überhitzungsgefahr)!

→ Zusätzlich können abschwellende Nasentropfen helfen. Studien haben deren positiven Effekt zwar nicht bewiesen, ich habe jedoch bei mir, bei meinen Kindern und bei meinen Patienten die Erfahrung gemacht, dass sie die Beschwerden deutlich lindern können und die Eustachische Röhre abschwillt. Seien Sie ruhig großzügig, denn ein, zwei Tropfen laufen nicht tief genug in die Nase, um das Ohr zu erreichen. Geben Sie eine halb gefüllte Pipette Tropfen in jedes Nasenloch – kein Spray, das verteilt sich schlechter in der Tiefe. Nehmen Sie Ihr Kind dazu auf den Schoß und lagern sein Köpfchen so an Ihrem Arm, dass die Nase etwas nach oben zeigt.

→ Bewährt hat sich DAS SOGENANNTE EVENTUALREZEPT, das ich besonders vor dem Wochenende gern einsetze: Die Eltern bekommen ein Rezept über ein Antibiotikum, das sie nur einlösen, wenn zu den Schmerzen Fieber dazukommt, wenn die Ohrenschmerzen trotz Schmerzmittel immer stärker werden oder wenn eitriges Sekret aus dem Ohr läuft. Dann hat sich durch die Entzündung ein kleines Loch im Trommelfell gebildet, eine sogenannte Perforation. Das ist nicht so schlimm, wie viele denken, und es heilt bei richtiger Behandlung folgenlos ab. »Richtige Behandlung« heißt in diesem Fall wirklich Antibiotika. Das Eventualrezept wird aber meiner Erfahrung nach fast nie eingelöst – meist werden die Schmerzen mit Schmerzmittel und Nasentropfen schnell von allein besser, und die Entzündung klingt ebenso gut ohne Therapie ab.

5

61 Rote Augen bedeuten
Bindehautentzündung

»Gestern waren wir mit unserer kleinen Maus draußen, und es war ja so windig! Ich glaube, sie hat Zug bekommen – schauen Sie sich nur mal ihre Augen an, ziemlich rot, oder? Der Kindergarten sagt, mit Bindehautentzündung nehmen sie sie nicht …«

Bindehautentzündung (Konjunktivitis) gilt als ansteckend und muss mit einem geeigneten Antibiotikum behandelt werden – erst wenn die Augen nicht mehr rot sind, in der Regel nach ein bis zwei Tagen Behandlung, dürfen Kinder wieder in eine Gemeinschaftseinrichtung.

Aber keine Sorge bei jeder Augenrötung: Wind oder »Zug« allein machen keine Bindehautentzündung. Die Augen Ihres Kindes werden dadurch höchstens trockener, dann reibt es sich die Augen, und das löst die Rötung aus. Das ist noch keine Bindehautentzündung, selbst wenn Sekret aus den geröteten Augen fließt, und es geht in der Regel nach einigen Tagen von selbst wieder vorbei.

Auch wenn die Augen nur mit Sekret verklebt sind, wie es vor allem bei kleinen Säuglingen vorkommt, ist das KEIN GRUND ZUR BESORGNIS. Das Sekret kommt aus dem Tränenkanal, das ist ein winziges Kanälchen, sozusagen der »Abfluss« von Auge zu Nase. Der ist bei vielen Babys noch nicht ganz durchgängig oder einfach verstopft. Das Problem löst sich im Laufe des ersten Lebensjahres von selbst. Sie sollten das Sekret aber mit einem sauberen Tuch entfernen, auch wenn sich danach schnell wieder eine neue Ansammlung bildet. Es ist ein Nährboden für Bakterien, die sich häufig am Auge ausbreiten und dann eine eitrige Bindehautentzündung auslösen können.

Bei größeren Kindern ist der Tränenkanal bereits durchgängig geworden – doch auch hier kommen noch tränende Augen vor, wenn das Kind Schnupfen hat. Dann verstopft die Nase, und der Schnupfen kommt durch die Tränenkanäle »zu den Augen raus«, wie eine Mutter in meiner Praxis es formulierte. Hier helfen abschwellende Nasentropfen. Ansonsten heißt es »auswischen und aussitzen«.

Hinweis auf Heuschnupfen

Bei Kleinkindern ab vier Jahren kann eine Augenrötung vor allem im Frühjahr auch ein Hinweis auf den Beginn eines Heuschnupfens sein, also auf eine Allergie. Wenn an den geröteten Augen Ihres Kindes kein Sekret zu sehen ist, wenn plötzlicher Schnupfen mit dabei ist und wenn Rötung und Schniefen in geschlossenen Räumen schnell besser werden: Gehen Sie demnächst zur Abklärung zu Ihrem Kinderarzt!

In allen Fällen gilt: Wenn die Rötung schlimmer wird und sich das Weiße im Auge, die Haut um die Augen oder die Lider rot verfärben, gehen Sie bitte sofort zu Ihrem Kinderarzt. Dann liegt höchstwahrscheinlich eine ansteckende Bindehautentzündung vor, die mit antibiotischen Augentropfen aber schnell abklingt. EIN TRICK MACHT DIE BEHANDLUNG LEICHTER: Betten Sie den Kopf Ihres Kindes auf Ihren Schoß und träufeln Sie die Augentropfen einfach auf die inneren Augenwinkel seiner geschlossenen Augen (immer auf beide!). Wenn Ihr Kind dann blinzelt, verteilen sich die Tropfen ausreichend in den Augen. Sie müssen also nicht das Auge Ihres Kindes mit zwei Fingern offen halten, was Sie gegen seinen Willen sowieso nicht schaffen.

5

62 Dunkle Augenringe
bedeuten Wurmbefall

»Tom hat so dunkle Schatten unter den Augen. Das sind doch sicher Würmer!«
Der Vater des kleinen Tom ist wie viele Eltern einem Gerücht aufgesessen, das
sich bis heute hartnäckig hält.

Blässe und dunkle Augenringe sind tatsächlich zwei mögliche Symptome bei einem Spulwurmbefall. Dieser löst aber vor allem Afterjucken, Bauchschmerzen, Erbrechen und eine Gewichtsabnahme aus.

Wer sich gesund fühlt und keine sonstigen Symptome hat, bei dem haben Ringe unter den Augen keine Bedeutung, und mit Würmern hat das schon gar nichts zu tun! Ich selbst habe zeit meines Lebens Schatten unter den Augen und bin eher blass, was sich gelegentlich bei Müdigkeit oder Schlafmangel noch verstärkt. Von älteren Verwandten wurden mir schon gefährliche Mangelerscheinungen angedichtet, während ich ganz fidel war.

Viele Symptome kommen als Begleiterscheinungen der unterschiedlichsten Krankheiten vor – oder sind GAR KEINE KRANKHEITSANZEICHEN. Augenringe, Blässe, Fingernagelflecken, rissige Fingernägel, starkes Schwitzen, viel Ohrenschmalz, belegte Zunge, dicke Augenlider, beim Baby eine eingefallene Fontanelle, asymmetrische Pofalten, gelegentliches Nasenbluten – das alles gibt es auch bei Gesunden und ist dann fast immer harmlos!

63 Ausschlag ist gefährlich

»Maria wachte heute früh mit Ausschlag am ganzen Körper auf. Sie sieht aus wie ein Streuselkuchen. Ist das eine Kinderkrankheit, vielleicht Scharlach?« Die Mutter ist verständlicherweise erschrocken, ich kann sie aber zunächst beruhigen.

Ausschlag ist in den meisten Fällen harmlos, vor allem bei plötzlich auftretenden kleinen roten Flecken am ganzen Körper. Solange Ihr Kind sich nicht krank fühlt, solange es fit ist und spielt, müssen Sie nicht mit ihm zum Kinderarzt, sondern dürfen davon ausgehen, dass die Pünktchen nach ein bis zwei Tagen ganz von allein wieder verschwinden.

Ist das Kind erkältet oder hatte einige Tage Fieber, kann man davon ausgehen, dass der Ausschlag durch das ursächliche Erkältungsvirus ausgelöst wurde, ohne dass wir immer dessen Namen kennen. Das heißt dann »unspezifisches Virusexanthem« und ist die häufigste Ursache für einen Ausschlag. Oft zeigt es an, dass der Infekt durchgemacht ist und nun die Genesung beginnt. Der Ausschlag ist dann also sogar EIN GUTES ZEICHEN.

Eine Kinderkrankheit wie Scharlach geht dagegen meist mit hohem Fieber einher. Kommt also Fieber zum Ausschlag hinzu, muss der Arzt Ihr Kind untersuchen und eventuell ein Antibiotikum verordnen.

Zum Kinderarzt sollten Sie außerdem in folgenden Fällen gehen:

→ Ihr Kind hat sonst keinerlei Symptome, und der Ausschlag ist eher mit trocken-schuppiger Haut verbunden und juckt. Dann ist es am ehesten ein Ekzem, das eventuell eine spezielle Salbentherapie braucht.

→ Bei einem lokal begrenzten Befall könnte eine Hautinfektion durch Bakterien oder Pilze die Ursache sein, die dann mit einer antibiotischen Salbe oder Anti-pilzsalbe behandelt wird.

→ Bei stark JUCKENDEN AUSSCHLÄGEN besteht auch die Möglichkeit einer allergischen Reaktion. Haben sich Quaddeln auf der Haut gebildet (Nesselsucht, sogenannte Urtikaria)? Dann hilft ein antiallergisches Medikament, das auch den quälenden Juckreiz mildert.

64 Ein positiver Allergietest ist gleich Allergie

5

»Meine dreijährige Tochter ist so dünn und hat so oft Durchfall!«, spricht mich eine Bekannte im Supermarkt an. »Es wurde eine Kuhmilchunverträglichkeit festgestellt – jetzt gebe ich ihr Sojamilch, aber die schmeckt ihr nicht …«

Eltern allergischer Kinder lassen oft allzu schnell ein Nahrungsmittel aufgrund eines Testergebnisses weg und schränken dadurch die Lebensqualität der Familie ein. Das ist oft unnötig, denn an den Symptomen ändert sich durch das Weglassen meist nichts! Besteht der Verdacht, dass ein Kind auf irgendetwas allergisch re-agiert, macht der Arzt auf der Haut oder im Blut einen ALLERGIETEST. Un-nötig ist solch ein Test jedoch, wenn die auftretenden Symptome und die damit verbundene Situation bereits eindeutig auf den Auslöser hinweisen, zum Beispiel wenn unmittelbar nach dem Genuss von Erdnüssen ein Hautausschlag mit ju-ckenden Quaddeln auftritt. Ein positives Testergebnis bedeutet aber noch nicht, dass wirklich eine Allergie gegen das besteht, worauf der Patient im Test positiv reagiert hat. Ein Allergietest zeigt LEDIGLICH EINE NEIGUNG (Sensibilisierung) oder eine latente Empfindlichkeit an, die sich aber nicht in jedem Fall auch in Beschwerden äußern muss.

Mehr Klarheit bringt ein sogenannter Provokationsversuch. Dabei wird (oft unter stationärer Überwachung) dem Patienten der Stoff, auf den er möglicherweise reagiert, vorsichtig zugeführt, und es wird beobachtet, ob sich tatsächlich eine allergische Reaktion darauf zeigt.

Allergietest und Provokationsversuch sollten dann gemacht werden, wenn auch therapeutische Konsequenzen aus dem Ergebnis abgeleitet werden, wenn also Symptome bestehen. Die Entscheidung dazu treffen Sie, in Absprache mit Ihrem Kinderarzt. DIE THERAPIE kann zum Beispiel in einer Hyposensibilisierung bestehen: Dabei wird die überschießende Reaktion des Immunsystems auf ein Allergen mithilfe von Tabletten, Tropfen oder Spritzen, die das Allergen in geringer Menge enthalten, reduziert. Auch eine Hausstaubmilben-Sanierung kann angebracht sein, etwa durch spezielle Bettwäsche. Ebenso kann eine Ernährungsumstellung nötig werden. Besprechen Sie das alles mit Ihrem Arzt!

Die Ergebnisse von Allergietests können sich im Laufe der Zeit auch mal verändern, das heißt, eine Sensibilisierung kann verschwinden oder eine neue auftreten. Bei neuen Symptomen sollte daher ein Allergietest nach einem Jahr wiederholt wer-

AUS DER FORSCHUNG

Eine interessante Erdnuss-Studie

Israelische Kinder, die traditionell sehr früh Erdnussriegel als »Snacks« bekommen, haben sehr selten eine Erdnussallergie. In England dagegen werden es immer mehr – dort wurde jahrelang empfohlen, Erdnüsse zur Allergieprävention möglichst während der ersten drei Lebensjahre komplett zu meiden! Eine groß angelegte Studie (LEAP – »Learning Early About Peanut Allergy«) soll zur Zeit klären, ob sich das gefürchtete Leiden auch bei britischen Kindern durch die möglichst frühe Gabe von Erdnüssen verhindern lässt (siehe auch Kasten Seite 47).

den. Bei Kindern kann auch eine Wiederholung der »Provokation« bewirken, dass die Diätmaßnahmen gelockert werden dürfen. Wenn zum Beispiel gekochte Eier oder Ei als Zutat in Backwaren wieder gut vertragen werden, kann das zuvor »verbotene« Genüsse wieder möglich machen, zum Beispiel weil die Kinder bei Geburtstagspartys nicht mehr auf Kuchen verzichten müssen.

65 Zahnen löst oft Fieber und Durchfall aus

→ Viele Eltern haben Angst vor dem ersten Zahn ihres Babys. Kein Wunder: Es kursieren Horrorgeschichten von durchgebrüllten, durchwachten Nächten, von tagelangem Fieber und Durchfall der Kinder. Wenn Babys im Alter zwischen etwa drei und zwölf Monaten fiebern oder Durchfall haben, denken viele Eltern also, dass es vom Zahnen kommt. So gehen manche erst nach Tagen zum Kinderarzt, wo sich dann herausstellt, dass die Ursache ganz woanders liegt, etwa bei einem fieberhaften Magen-Darm-Infekt.

Zahnen kann mitunter gemein wehtun. Aber für sich allein löst es weder Fieber noch Durchfall aus. Es ist allerdings ein STRESSFAKTOR FÜR DAS BABY und beansprucht den kleinen Körper ganz schön, der sich ohnehin täglich mit vielen Krankheitserregern auseinandersetzen muss. Kommen Zahnen und ein Virus zusammen, ist die Wirkung dieses Erregers im Körper eventuell verstärkt. Das Kind hat dann Fieber oder auch Durchfall. Dennoch können solche Beschwerden, die während des Zahnens auftreten, auch von einer behandlungsbedürftigen Erkrankung ausgelöst sein. Die Beschwerden kommen also nicht vom Zahnen, das Zahnen macht nur anfälliger für Infekte!

Eltern fragen mich oft, welche prophylaktischen Maßnahmen beim ersten Zahnungsanzeichen helfen, damit es gar nicht erst so schlimm wird und ihr Kind NICHT SO VIELE SCHMERZEN hat. Beliebt ist die Bernsteinkette, auf die sogar ein Anästhesist (also Schulmediziner!) unter meinen Bekannten schwört. Abgesehen von der fragwürdigen Wirksamkeit habe ich bei Halsketten für Kinder Bedenken, sie könnten damit irgendwo hängen bleiben und sich würgen.

5

Das Gleiche gilt auch für die beliebten Veilchenwurzeln, die den Kindern auch noch am Band um den Hals gehängt werden.

Auch für andere Zahnungshilfen (Beißringe, homöopathische Globuli oder Salben) gibt es Erfolgsberichte. Schaden werden diese Maßnahmen Ihrem Kind nicht, ich rate Ihnen aber: VERTRAUEN SIE ERST EINMAL AUF DIE KRÄFTE IHRES KINDES – vielleicht ist es ja ein »kleiner Held« und wird allein mit dem Zahnen fertig. Oft holen sich Kinder selbst Linderung, indem sie vermehrtes Trinken einfordern und auf allem Möglichem herumkauen. Manchmal merken Eltern auch gar nicht, wie Babys erste Zähne »geboren« werden.

Vermuten Sie bei Ihrem Kind starke Zahnungsschmerzen, sollten Sie ihm nach Absprache mit dem Kinderarzt ein Schmerzmittel geben, etwa ein Paracetamol-Zäpfchen. Die Dosierung entnehmen Sie der Packungsbeilage, sie ist abhängig vom Gewicht des Kindes. Bei vorübergehender Anwendung schadet es nicht, auch nicht, wenn es einmal überflüssigerweise gegeben wurde.

66 Wir brauchen unbedingt ein Blutbild!

»Lasse ist so oft krank, er sieht blass aus und ist immer müde, seit er in der Schule ist. Da möchte ich jetzt doch mal, dass ein Blutbild gemacht wird. Wir hätten gerne noch diese Woche einen Termin!«

Bei großen Sorgen muss es oft auch ein großes Blutbild sein. Viele Eltern kennen das von ihrem Hausarzt, der gerne schnell eine Blutabnahme macht. Dann werden viele schöne Werte bestimmt, ob das nun sinnvoll ist oder nicht. Sind die Werte alle in Ordnung, sind alle beruhigt. Bei meinen kleinen Patienten aber sträube ich mich gegen diese Art von RUNDUMSCHLAG. Gibt es nach dem, was mir die Eltern schildern, oder aufgrund der körperlichen Untersuchung keinen Grund, einen Blutwert zu bestimmen, dann brauche ich das Kind auch nicht zu piksen. Und einen Grund gibt es bei Kindern höchst selten. Die Blutentnahme ist nicht einfach, weder für das Kind noch für den Arzt! Blutentnahmen sind

AUS DER PRAXIS

Blutbild und Laborwerte

Als Blutbild bezeichnet man die Bestimmung der Konzentration der Blutzellen, also weiße und rote Blutkörperchen, Blutplättchen und die Blutfarbstoff-(Hämoglobin-)Konzentration. Ein großes Blutbild unterscheidet noch mal die Untertypen der weißen Blutkörperchen (Leukozyten) und kann sinnvoll sein, wenn der Arzt eine Bluterkrankung (zum Beispiel Leukämie) vermutet. Alle übrigen Werte, von Leber, Niere, Schilddrüse …, nennt man »klinische Chemie«. Sie werden etwa bei Verdacht auf Eisenmangel oder Schilddrüsenunterfunktion bestimmt. Überlassen Sie es ruhig Ihrem Kinderarzt, zu beurteilen, ob eine Blutentnahme notwendig ist. Und seien Sie froh, wenn nicht!

sinnvoll, um eine Verdachtsdiagnose zu sichern oder auszuschließen. Ich kann im Labor zum Beispiel nach den Leberwerten sehen lassen, nach den Entzündungszeichen, nach den Nierenwerten, nach den Schilddrüsenwerten und so weiter. Das bedeutet aber nicht, dass sich dort alle eventuellen Probleme auf einen Blick erschließen! Außerdem gibt es UNMENGEN VON MÖGLICHEN LABORUNTERSUCHUNGEN – aber selbst wenn schon viele Ergebnisse vorliegen, heißt das nicht, dass das Problem des Kindes gefunden ist.

Ich frage mich und die Eltern deshalb immer: »Was hätte ein Blutbild jetzt für eine Konsequenz?« Das heißt: Würde ich die Therapie anders gestalten aufgrund eines Laborwertes? Wenn das nicht der Fall ist, mache ich auch keine Blutentnahme und quäle meine kleinen Patienten nicht unnötig. Die Überzeugungskraft, die ich für so ein Elterngespräch aufbringen muss, ist oft groß. Schneller ginge es wahrscheinlich, »mal eben« ein Blutbild zu machen. Aber ich denke, ich habe auch ohne Blutbild noch keine ernsthafte Erkrankung übersehen.

Phasen der BLÄSSE UND MÜDIGKEIT deuten meist auf einen Infekt hin, der auch wieder vorbeigeht. Manchmal sind Blässe und Abgespanntheit auch Zeichen dafür, dass es einem Kind nicht leichtfällt, sich auf eine neue Situation einzustellen. Bei Schulanfängern, wie dem sechsjährigen Lasse in unserem Beispiel, kommen diese Symptome nicht selten vor. Auch bei einem Umzug aus dem gewohnten Umfeld kann ein Kind vorübergehend schlapp und angespannt sein.

Irrtümer rund ums kranke Kind

Was muss ich beachten, wenn mein Kind krank wird? Wann darf ich noch gelassen bleiben, wann muss es zum Arzt? Und was sind die typischen »Holzwege«, auf die ich als besorgte Mutter oder besorgter Vater geraten kann?

67 Gelber oder grüner Schnupfen ist eitrig

→ »Mein Kind hat schon so lange Schnupfen, aber jetzt ist er grün geworden!« Eltern fragen mich dann oft nach einem Antibiotikum, während ihr Kind fröhlich neben ihnen spielt. Dabei ist die Farbe des Schnupfens völlig unwichtig. Solange er klar und fließend ist, empfindet ihn jeder als harmlos. Wird er plötzlich gelb oder gar grün, gilt er als »eitrig«. Eltern vermuten eine bakterielle Infektion oder eine begleitende NASENNEBENHÖHLENENTZÜNDUNG. Die Nasennebenhöhlen spielen aber bei Kleinkindern noch keine Rolle, sie entwickeln sich erst im Laufe des Lebens. So kann etwa eine Entzündung der Stirnhöhle (eine der Nasennebenhöhlen) frühestens im Alter von sechs Jahren auftreten.

In umfangreichen Studien wurde viel Nasensekret untersucht und festgestellt, dass es keinen Zusammenhang zwischen der Farbe des Schnupfens und der Schwere der Erkrankung gibt. Antibiotika sorgen schnell für vermehrte unerwünschte Nebenwirkungen und für Resistenzen bei den Bakterien, sie sollten also nur bei wirklichem Bedarf eingenommen werden. Man stellte aber fest, dass von sieben Kindern sechs UNNÖTIG MIT ANTIBIOTIKA BEHANDELT werden, wenn die Farbe des Nasensekretes das Behandlungskriterium ist.

Die gelbe oder grüne Farbe kann viele Ursachen haben, zum Beispiel abgestorbene Zellreste, die von den Schnupfenviren oder Abwehrzellen zerstört wurden. Oder die Beschaffenheit der eingeatmeten Luft, da die Nase mit ihren Härchen als Filterstation dient. Natürlich können auch BAKTERIEN eine Rolle spielen, denn die haben wir auch überall am und im Körper, aber sie machen nicht unbedingt krank. Oft wird der Schnupfen auch dann farbig, wenn die Erkältung abklingt, der Schnupfen »dickt ein«.

Ich muss bei der Beurteilung das ganze kranke Kind sehen: seinen Allgemeinzustand, sein Trinkverhalten, den Fieberverlauf, und darf mich nicht auf ein einziges Symptom konzentrieren. Der Schnupfenfarbe habe ich ohnehin noch nie eine Bedeutung beigemessen. War grüner Schnupfen das einzige Symptom, wurden die Kinder alle auch ohne Medikamente gesund.

68 Läuse sind peinlich

Die Mutter von drei meiner kleinen Patienten ist am Telefon kaum zu verstehen. »Wir haben ein Problem«, wispert sie. »Alle drei Kinder haben … also, in den Haaren – oje, das ist so schrecklich! Wie kann uns das nur passieren?«

5

Im 19. Jahrhundert waren Läuse unter ärmeren Menschen, die auf engem Raum zusammenwohnten, sehr verbreitet. So gibt es zum Beispiel in dem Kinderroman »Madita« von Astrid Lindgren, der vor 100 Jahren spielt, die Figur der »Lause-Mia«, das »verrotzte Balg aus dem Armenviertel«. Solche Assoziationen hat vermutlich auch die Mutter meiner Patienten. Aber Lausbefall muss niemandem peinlich sein. Läuse sind überall zu finden, es gibt regelrechte EPIDEMIEN in Kindergärten. Sämtliche Kinder werden dann befallen, unabhängig vom Einkommen der Eltern, von den Wohnverhältnissen und der persönlichen Hygiene. Gerade auf häufig gewaschenen Köpfen fühlen sie sich wohl, und Haarewaschen vernichtet sie nicht. Auch kann man einem Lausbefall nicht vorbeugen.

Läuse sind lästig und unangenehm, aber sie richten keine bleibenden Schäden an. Auch lassen sie sich WIRKSAM BEKÄMPFEN: Ihr Kinderarzt verschreibt Ihnen ein äußerlich anzuwendendes Läusemittel auf Rezept, wenn Ihr Kind noch unter zwölf Jahren alt ist. Für Kinder über zwölf muss man es selbst bezahlen. Behandeln Sie den Kopf und kämmen Sie die Haare mit einem Läusekamm (aus der Apotheke) mehrmals gründlich durch. Die Haare müssen nicht kurz geschnitten werden. Bettwäsche und Kleidung der letzten Tage waschen Sie so heiß wie möglich, die STOFFTIERE Ihres Kindes setzen Sie eventuell zwei Tage lang in die Tiefkühltruhe (sicher wird Ihr Kind protestieren. Bleiben Sie standhaft!).

Hitze und Kälte vernichten die Läuse, die sich nicht auf der Kopfhaut aufhalten. Außerhalb der Kopfhaut überleben Kopfläuse höchstens 55 Stunden – deshalb verlassen die meisten den Kopf gar nicht erst. Sie brauchen also nicht den ganzen Kleiderschrankinhalt Ihres Kindes in die Waschmaschine zu stecken. Den Autositz, das Sofa und so weiter können Sie mit dem Staubsauger gründlich absaugen. Weitere seriöse Informationen finden Sie auf der Website des Robert Koch-Instituts (Adresse siehe Seite 169).

Haben Sie den Kopf Ihres Kindes einmal mit einem geeigneten Mittel behandelt, sind in der Regel die Läuse tot, eine ANSTECKUNGSGEFAHR für andere besteht nicht mehr. Laut den Richtlinien des Robert Koch-Instituts dürfen Kinder unmittelbar nach der ersten Behandlung wieder eine Gemeinschaftseinrichtung besuchen, ein ärztliches Attest ist nicht erforderlich. Nach acht bis zehn Tagen ist eine Nachbehandlung fällig, um die letzten Biester zu erwischen, die noch aus verbliebenen Nissen (Eiern) geschlüpft sein könnten.

69 Fieber müssen wir bekämpfen

»Seit gestern hat Lotta Fieber. Ich habe schon alles versucht, Zäpfchen und Wadenwickel, aber ich habe das Fieber einfach nicht senken können!«

Fieber ist ein Symptom, das Eltern oft beunruhigt. Es ist aber eine ganz natürliche Reaktion des Körpers, die unbestechlich anzeigt, dass das Kind krank ist. Fieber ist Temperaturregulation des Körpers auf hohem Niveau, es ist Ausdruck dafür,

TIPP

Wadenwickel – gar nicht so wirksam

Die berühmten »Wadenwickel« mit lauwarmem Wasser sind gar nicht so effektiv, wie viele glauben. Denn erstens müssen die Beine (und auch die Hände) des Kindes warm sein, damit die Wickel überhaupt eine herunterkühlende Wirkung haben können. Und das sind sie bei Fieber häufig eben nicht, weil der Kreislauf »zentralisiert«, er konzentriert sich auf die Durchblutung der Organe und des Kopfes. Zweitens muss das Kind mitmachen (manche wehren sich dagegen). Drittens senken Wadenwickel laut Studien die Körpertemperatur um maximal 0,5 Grad.

dass die Abwehrkräfte auf Hochtouren arbeiten. Vor allem kleine Kinder haben recht oft Fieber, je nach Veranlagung manchmal schon bei Erkältungen. Beim Erwachsenen lässt das Immunsystem seltener Fieber zu – da muss es schon ein heftigerer Infekt sein. Vielen Eltern fällt es verständlicherweise schwer, zwischen SCHLIMM und HARMLOS zu unterscheiden. Sie wollen unbedingt das Fieber senken. Das trägt aber nicht zur Genesung bei, auch wenn es mit Zäpfchen oder Saft (Paracetamol oder Ibuprofen) für maximal vier bis sechs Stunden oft ganz gut gelingt. Das Fieber wird wiederkommen, wenn der Infekt noch nicht ausgestanden ist. Medikamente lindern aber die Beschwerden, unter denen ein fieberndes Kind auch schon mal richtig leidet. Wenn es jammert oder schlecht schläft, dürfen Eltern, auch zur Schonung der eigenen Kräfte, etwas zum Fiebersenken geben.

Eine bestimmte Körpertemperatur, ab der man Fieber senken muss, möchte ich Ihnen aber nicht nennen. Beobachten Sie Ihr Kind: Das eine schläft schon mit 38 Grad Temperatur schlecht, das andere ist mit 39 Grad noch fidel. Dies ist auch von der Schwere des Infektes abhängig, der dem Fieber zugrunde liegt. Die NORMALE KÖRPERTEMPERATUR liegt bei 37 Grad, sie kann um 0,5 Grad nach oben oder unten abweichen. Ab 37,6 bis 38,5 Grad sprechen Mediziner von erhöhter Temperatur, erst ab 38,5 Grad von Fieber.

Ab 40 Grad meint fast jeder, man »müsse etwas tun«. Aber auch ohne Maßnahmen wird die Körpertemperatur nicht bis zum Siedepunkt steigen (oder, wie ich auch einmal von einer Mutter gehört habe, »bis die Körpereiweiße gerinnen«). Sie sollten natürlich wissen, woher das Fieber kommt. Wenn Sie sich nicht sicher sind, fragen Sie Ihren Kinderarzt.

Oft höre ich jedoch auch das Argument, dass erst ab 39 Grad Fieber die Abwehrkräfte »anspringen«. Das stimmt so nicht, denn dann dürften ja Kinder, deren Eltern ihnen frühzeitig Paracetamol oder Ibuprofen geben (und das ist die Mehrheit!) nicht wieder richtig gesund werden.

Es gibt allerdings ernstzunehmende wissenschaftliche Hinweise dafür, dass eine fiebersenkende Therapie UNGÜNSTIG AUF KRANKHEITSVERLÄUFE wirken kann. So wurde gezeigt, dass Windpocken unter Paracetamol-Therapie länger andauerten. Bei Salmonelleninfektionen war mit Fiebersenkung die Ausscheidung der Krankheitserreger von längerer Dauer.

Auch bei kritischen fieberhaften Erkrankungen wird inzwischen auf Intensivstationen auf eine routinemäßige Fiebersenkung verzichtet. In einer Studie von 2005 wurde versucht, das Fieber der Patienten unter 38,5 Grad zu halten. Die Studie musste aus ethischen Gründen abgebrochen werden, da sich die Prognose der betroffenen Patienten zu sehr verschlechterte.

70 Die Temperatur misst man am besten im Ohr

Als mein Bruder im Krankenhaus lag, kam die Krankenschwester mit dem Ohrthermometer. »38,5? Kann nicht sein!« Noch einmal gemessen: »37,4? Nehmen wir!« Die populären Ohrthermometer sind sehr ungenau …

Wer die genaue Zahl wissen will, muss im Po messen, da hilft alles nichts. Das kann mitunter zu heftigen Nahkämpfen mit dem eigenen Kind führen, das ungern einen Fremdkörper im After haben will und dabei auch noch ruhig liegen soll. Verständlich, dass die in der Handhabung praktischen Ohrthermometer reißenden Absatz finden. Vom Prinzip her sind sie auch gar nicht so schlecht, wenn Sie bei der Messung genau auf das Trommelfell zielen. Und genau das ist das Problem: Schon für mich als Arzt ist es oft sehr schwierig, bei einem Baby oder Kleinkind das Trommelfell mit dem Ohrenspiegel gut zu sehen. Da ist es für Eltern quasi unmöglich, mit dem Ohrthermometer genau zu »treffen«. Zusätzliche Barrieren sind Ohrenschmalz oder Flüssigkeit hinter dem Trommelfell im Mittelohr, ein sogenannter Paukenerguss (siehe Seite 100). Und der ist bei Schnupfen bei Kleinkindern fast immer vorhanden, auch wenn Sie ihn von außen nicht sehen können.

Entweder werden Eltern also durch die Messung mit dem Ohrthermometer in falscher Sicherheit gewiegt, oder sie überschätzen die Schwere des Infektes. Ein Forscherteam der Universität Liverpool hat Untersuchungen ausgewertet, in denen bei rund 4500 Kindern die im Po gemessene Körpertemperatur verglichen wurde mit dem Wert, den das Ohrthermometer anzeigte. Es zeigte sich eine HOHE SCHWANKUNGSBREITE. In Einzelfällen lag die im Ohr gemessene Temperatur um ein Grad über oder unter der im Rektum gemessenen Temperatur. Eine andere Studie aus Boston ergab, dass bei jedem vierten Kind mit hohem Fieber das Ohrthermometer eine normale Temperatur gemessen hatte.

Auch die Messung unter der Zunge oder unter dem Arm ist sehr ungenau, zeigt immer zu niedrige Werte an und ist daher nicht zu empfehlen.

Das Fiebermessen im Po wird leichter durch etwas Fettcreme an der Spitze des Thermometers. Bei den modernen Digitalthermometern reicht es aus, die kurze silberne Spitze in den After einzuführen; die Messung geht auch damit verhältnismäßig schnell.

Aber müssen wir wirklich immerfort die Temperatur messen? Und was folgern wir dann aus dem Ergebnis? Beobachten Sie lieber Ihr Kind: Leidet es und fühlt sich seine Haut sehr warm an, geben Sie ihm etwas gegen Fieber, egal wie hoch dieses ist (siehe ab Seite 112). Geht es ihm gut, geben Sie nichts, auch wenn Ihr Kind Fieber hat. Nur wenn Sie nicht sicher sind, wie schwer der Infekt ist oder ob Ihr Kind wirklich Fieber hat, MESSEN SIE EINMAL die Temperatur. Das kann sinnvoll sein, um den Verlauf zu beurteilen und um zu entscheiden, ob ein Kind fieberfrei ist und wieder in den Kindergarten gehen kann. Oder um zu sehen, ob es nach mehr als drei Tagen noch fiebert, um dann zum Kinderarzt zu gehen. Reißen Sie aber nicht zum Messen Ihr Kind aus dem Schlaf, den es zu seiner Genesung dringend braucht!

71 Halsentzündung ist Scharlach

*Aufgeregt kommt die Mutter der kleinen Marlene montags in meine Sprech-
stunde. »Der Arzt im Notdienst hat am Wochenende einen Abstrich gemacht
und gesagt, dass Marlene Scharlach hat. Dabei hatte sie doch nur Halsweh!«*

Manche kinderärztlichen Kollegen nennen bei entzündetem Hals und bei im
Rachenabstrich nachgewiesenen Streptokokken das Krankheitsbild »Scharlach«,
auch ohne dass Ausschlag oder hohes Fieber dabei sind. Streng genommen ist
es dann aber nur eine Streptokokken-Angina oder Mandelentzündung. Heutzutage ist bekannt, dass bis zu 20 Prozent aller – auch gesunder – Kinder Streptokokken im Hals haben. Ich behandele diese Kinder aber nur dann mit Penicillin,
wenn sie richtig krank sind und ALLE SYMPTOME auf Scharlach hindeuten
(siehe unten). Dann brauche ich auch keinen Abstrich. Das Wort »Scharlach«
nehme ich höchst selten in den Mund.

Unter den Kinderkrankheiten ist Scharlach besonders gefürchtet. Nicht nur, dass
dann mit dem Antibiotikum Penicillin behandelt wird, jeder hat auch von den
gefürchteten Komplikationen wie Nierenentzündung (Nephritis) oder Herzmus-
kelentzündung (Endokarditis) gehört.

Früher waren Kinderärzte recht großzügig mit dem Penicillin, weil sie diese Komplikationen bei einer Scharlacherkrankung tatsächlich oft sahen. Es wurden zeitweise sogar routinemäßig Urinkontrollen oder Herzultraschalluntersuchungen
gemacht. Neueren Erkenntnissen zufolge scheinen die Streptokokken von heute
aber harmloser zu sein. Jedenfalls sehen wir diese Komplikationen glücklicher-
weise so gut wie gar nicht mehr.

Bei Scharlach handelt es sich um eine BAKTERIELLE INFEKTION durch sogenannte Streptokokken. Zum Vollbild des Scharlachs gehören:

→ plötzlich auftretendes hohes Fieber,
→ feinfleckiger Ausschlag am ganzen Körper,
→ entzündeter Hals und entzündete Mandeln,

→ fleckiger Gaumen (sogenanntes Enanthem),

→ die »Erdbeerzunge« und knallrote Lippen.

Sie dürfen auf jeden Fall auch bei heftigem Halsweh Ihres Kindes zunächst ein bis drei Tage abwarten, ob sich die Beschwerden nicht doch von selbst legen. Bei Bedarf können Sie Ihrem Kind ein Schmerzmittel (Fiebersaft oder Fieberzäpfchen, siehe ab Seite 112) geben.

72 Lungenentzündung
ist lebensgefährlich

→ Eine Lungenentzündung (Pneumonie) tritt am häufigsten als bakterielle Komplikation eines ursprünglich harmlosen Virusinfekts der Atemwege auf: Das Kind ist erkältet, fängt an zu husten, vielleicht entwickelt sich eine Bronchitis. Nach einigen Tagen wird es langsam besser. Und dann, GANZ PLÖTZLICH, geht es dem Kind richtig schlecht. Es bekommt hohes Fieber, Schüttelfrost, oft wird zudem der Husten schrecklich quälend: Bakterien haben die momentane Schwäche des Körpers ausgenutzt und die Lunge befallen. Es kann auch sein, dass gar kein Husten dabei ist, aber eine schnelle, angestrengte Atmung. Das

5

AUS DER PRAXIS

Eine allgemeine Abwehrschwäche ist selten

Lungenentzündung tritt bei kleinen Kindern häufiger auf als bei Erwachsenen (ausgenommen alte Menschen). Häufige Infekte lösen die elterliche Sorge aus, etwas könnte grundsätzlich mit dem Kind nicht stimmen, aber für eine wirkliche Abwehrschwäche sprechen sie nicht. Es gibt wissenschaftliche Kriterien dafür, ab wann man mit Blutuntersuchungen nach einer angeborenen Immunschwäche suchen muss, etwa bei mehr als acht Mittelohrentzündungen oder mehr als drei Lungenentzündungen pro Jahr. Dann überweist der Kinderarzt eventuell zu einem Immunologen.

Kind hängt so richtig in den Seilen und mag oft nicht einmal mehr sein Lieblingsgetränk trinken. Mit einem geeigneten Antibiotikum (als Saft verabreicht) wird es dem kleinen Patienten aber bald wieder gut gehen!

Die Angst vor Lungenentzündungen resultiert aus den Geschichten von früher, als es noch keine Antibiotika gab und viele Menschen daran starben. Auch die Sorge, dass sich alle im Umfeld des Kindes anstecken, ist unbegründet, da es sich um eine KOMPLIKATION EINES BANALEN INFEKTS handelt: Wer das ursprüngliche Virus abbekommt, entwickelt vielleicht eine Erkältung, aber nicht unbedingt eine Lungenentzündung und muss keine Antibiotika einnehmen. 48 Stunden nach Behandlungsbeginn und nach Abklingen des Fiebers gilt eine Lungenentzündung nicht mehr als ansteckend.

73 Mehr als dreimal Erbrechen am Tag ist gefährlich

→ Das ist eine pauschale Regel, die ich in meiner Praxis schon des Öfteren von Eltern gehört habe. Die Häufigkeit des Erbrechens hat aber in Wirklichkeit keine Relevanz, solange das Baby seine Milchmahlzeit annimmt beziehungsweise das Kleinkind oder Schulkind zwischendurch etwas trinkt und das Getrunkene auch im Körper bleibt.

Je nach dem Alter des Kindes kann das Erbrechen auch deutlich öfter als dreimal pro Tag auftreten. Gefährlich wird ständiges Erbrechen, wenn das Kind alles, was es trinkt, postwendend explosionsartig erbricht. Bei kleinen Säuglingen unter sechs Monaten ist das schon nach einem halben Tag als bedenklich einzustufen, weil der FLÜSSIGKEITSVERLUST dann schnell eine kritische Menge erreicht. Mit Ihrem älteren Baby oder Ihrem Kleinkind sollten Sie spätestens nach 24 Stunden zum Kinderarzt gehen.

Bei Kleinkindern ist es auch einen Versuch wert, den Brechreiz mit Zäpfchen (Wirkstoff Dimenhydrinat, 40 mg, apothekenpflichtig) zu unterdrücken, um dann wieder Flüssigkeit anbieten zu können. Geben Sie Ihrem Kind aber bitte nicht mehr als zwei bis drei Zäpfchen am Tag!

Bei »Zahlenregeln« ist immer Skepsis angesagt

Weitverbreitet sind »Regeln« zum Thema Ernährung, Gesundheit und Krankheit bei Kindern, die mit irgendwelchen Zahlengrenzen zu tun haben. Aber die Natur hält sich nicht an sture Zahlengrenzen. Hier einige typische Beispiele:

→ Mehr als dreimal Erbrechen am Tag ist gefährlich.
→ Ab 39 Grad Körpertemperatur muss man das Fieber senken.
→ Bei Außentemperaturen unter – 4 Grad darf man mit Babys nicht nach draußen.
→ Mehr als fünf Gemüsesorten im ersten Lebensjahr darf man Babys nicht anbieten.
→ Mehr als 500 ml Milch am Tag sind schädlich.
→ Ein Kind braucht bei einem Magen-Darm-Infekt mindestens 400 ml Elektrolytlösung.

Zum Glück dauert bei einem Magen-Darm-Infekt diese Phase des Erbrechens in der Regel nur einen halben Tag oder eine Nacht an. Danach folgt für einige Tage (manchmal bis zu zwei Wochen!) Durchfall. Den müssen Sie dann mit viel Geduld aushalten, er geht ganz bestimmt vorbei! Die Hauptsache ist dabei, dass Ihr Kind immer genug trinkt.

74 Alles, was mein Baby trinkt, läuft sofort in die Windel

»Mia hat einen ganz bösen Magen-Darm-Infekt. Wenn sie trinkt, läuft alles direkt wieder in die Windel. Da bleibt doch gar nicht genug Flüssigkeit drin!«

Ich kann Mias Mutter beruhigen: Zwischen Magen und Po liegen schon bei einem Kind je nach Alter drei bis fünf Meter Darm, da kann die Flüssigkeit gar nicht in Sekundenschnelle durchrauschen. Bei einem Magen-Darm-Infekt ist natürlich die größte Sorge die Gefahr der »Austrocknung«. Daher sollte ein Kind nicht weniger als sonst trinken. Wenn dann unmittelbar nach dem Trinken Durchfall

»wie Wasser« folgt, ist das auf den ersten Blick erschreckend, aber ganz normal: Die Erklärung dafür ist der sogenannte GASTROKOLISCHE REFLEX. Das heißt: Die Magenfüllung regt durch Nervenverbindungen zum Dickdarm die Darmtätigkeit und damit den Stuhlgang an. Deshalb können wir auch nach dem Essen gut abführen: Wenn der Darm ohnehin in Aufruhr ist, löst jede Magenfüllung logischerweise Durchfall aus. Aber die eben getrunkene Nahrung wird durchaus noch zu einem Großteil über den Darm aufgenommen. Geben Sie immer weiter zu trinken, so viel Ihr Kind möchte!

75 Bei Durchfall ist Schonkost angesagt

»Unser Sven hat Hunger und möchte so gerne Pommes essen. Er quengelt den ganzen Tag. Aber er hat doch immer noch Durchfall! Da darf er doch keine Pommes kriegen, oder?«

Mein Rat in solchen Fällen lautet: Geben Sie Ihrem Kind, was es mag. Denn eine besondere Diät verkürzt die Dauer des Durchfalls keineswegs. Das ergaben neuere Studien von Magen-Darm-Experten (Gastroenterologen) unter den Kinderärzten. Der Stuhl des Kindes ist flüssig oder wässrig, weil es gerade einen Darminfekt hat. Er ist nicht deshalb flüssig, weil es bestimmte Nahrungsmittel nicht vertragen hat oder generell nicht verträgt.

Selten erlebe ich in meiner Praxis wirkliche Lebensmittelvergiftungen. Eher erwischen Kinder den viralen Erreger per Schmierinfektion auf der Toilette oder durch mangelnde Händehygiene – eigene oder die anderer. Das Virus greift dann die Schleimhaut an, die Nahrung wird nicht mehr richtig verdaut, sie bindet Flüssigkeit und geht als Durchfall ab. Was gegessen wurde oder wird, ist dabei nicht relevant.

Früher wurde bei Magen-Darm-Infekten Schonkost empfohlen, zum Beispiel Cola und Salzstangen, Schwarztee und Zwieback oder auch ein dünnes Süppchen. Das ist mittlerweile überholt.

Ist ein Magen-Darm-Infekt ganz akut, mit Übelkeit und Erbrechen, haben Kinder ohnehin oft keinen Hunger. Sie wissen selbst, was gerade am besten für sie ist. Sobald die Übelkeit dann nachlässt, sollte Ihr Kind erst einmal auf SCHWERE UND FETTIGE SPEISEN verzichten, damit das Erbrechen nicht wieder losgeht. Wenn bei Sven das Erbrechen noch nicht so lange zurückliegt, tun es statt Pommes also vielleicht auch erst mal ein paar leckere Pellkartoffeln mit etwas Butter … Aber haben Sie schon mal bei einem akuten Magen-Darm-Infekt Lust auf Schweinebraten gehabt? Na also! Sie müssen Ihr Kind jedoch nicht mit Zwieback ernähren, wenn es bereits wieder richtig Hunger hat. Wer essen mag, der soll essen, egal ob Durchfall oder nicht.

Entscheidend ist es jedoch, viel zu trinken, egal was. Übel schmeckende Elektrolytlösungen sind entbehrlich. Die müssen regelrecht »eingeflößt« werden – ersparen Sie sich den Stress. Bieten Sie Ihrem Kind stattdessen lieber verdünnte Apfelschorle an, die ist auch eine PRIMA ELEKTROLYTLÖSUNG. Gestillte Kinder und Flaschenkinder sollten einfach weiter ihre Milch bekommen.

TIPP

Normal essen und trinken ist am besten

5

Eine Vielzahl von Studien konnte zeigen, dass Trinken zum Ausgleich des Flüssigkeitsmangels bei einem akuten Magen-Darm-Infekt mindestens genauso gut ist wie Infusionen (also die intravenöse Zufuhr von Flüssigkeit, etwa von isotonischer Kochsalzlösung oder Glukoselösung, was nur stationär im Krankenhaus geht). Ebenso wurde gezeigt, dass der Ausschluss von angeblich schädigenden Nahrungsmitteln nichts nützt, also keine Auswirkung auf die Stuhlkonsistenz hat. Die Kinder sollen ohne »Teepause«, so die Magen-Darm-Experten, bei Appetit sofort wieder eine normale altersgemäße Kost zu sich nehmen. Auf keinen Fall machen Sie etwas falsch mit Lebensmitteln, die erfahrungsgemäß als gut verdaulich gelten. Das ist fast alles, was Kinder mögen: Kartoffeln – auch in Form von Pommes frites, Nudeln, Reis, Kekse, Bananen, weich gekochte Eier, Joghurt, milder Käse, mageres Fleisch. Mehrere kleine Mahlzeiten sind empfehlenswerter als wenige üppige. Cola und Salzstangen oder Tee und Zwieback sind »out«, es sei denn, Ihr Kind verlangt danach.

Was können
Medikamente?

Medikamente für mein krankes Kind? Hier gehen die Ansichten der Eltern auseinander. Schon stillende Mütter wollen oft »Natur pur« und verabreichen nicht die vom Arzt empfohlenen Vitamine (siehe ab Seite 25). Die anderen dagegen sind nicht glücklich, wenn der Kinderarzt sie ohne Antibiotikarezept wegschickt.

DIE WAHRHEIT LIEGT IN DER MITTE. Krank werden alle Kinder mal. Manchmal geht es nicht ohne Medikamente. Aber Medikamente können nicht alles, manchmal beruhigen sie Eltern (und dadurch auch die Kinder) nur. Ich verordne so wenige Medikamente wie möglich. Es ist oft ein Problem, Kindern Medikamente zu verabreichen, und es soll sich lohnen für Eltern und Kind. Deswegen verschreibe ich gerne etwas, von dessen Wirkung ich überzeugt bin.

76 Hustensäfte lindern Husten

»Können Sie mir bitte noch einen Hustensaft für unseren Großen aufschreiben?«, fragt mich die Mutter der kleinen Sara nach der fälligen Vorsorgeuntersuchung U6. »Der hustet jetzt schon seit zwei Wochen, und er tut mir so leid!« Auf Nachfrage erfahre ich jedoch, dass Saras großer Bruder kein Fieber hat und so gut schläft wie immer.

Den Wunsch nach Schleimlösern, Hustenstillern und Co höre ich täglich. Viele Eltern haben sich auch schon in der Apotheke etwas besorgt, und ich soll es nun nachträglich verschreiben. Irgendwann stellen sie fest, was medizinische Studien inzwischen zweifelsfrei belegen: **KEIN HUSTENSAFT DER WELT** verkürzt den Krankheitsverlauf. Deswegen verordne ich Hustensaft auch nicht (siehe Kasten Seite 93).

Die Qualität des Hustens ist entscheidend dafür, ob der Arzt ein Mittel verschreibt: Ein lockerer Husten löst sich von selbst. Bei einem auch nachts quälenden Reizhusten bis zum Erbrechen muss der Arzt Ihr Kind abhören. Vielleicht verschreibt er einen Hustenstiller, bei Bronchitis ein bronchienerweiterndes Mittel. Auch Inhalationen mit einem bronchienerweiternden Medikament können sinnvoll sein.

Seien Sie aber bitte nicht enttäuscht, wenn der Kinderarzt Ihnen kein Rezept mitgibt. Dann ist alles nicht so schlimm, und Sie dürfen mit Geduld die natürliche Genesung abwarten. Bis der Husten ganz abklingt, kann es auch mal drei Wochen dauern. Aber er quält dann in der Regel schon nicht mehr, das Kind schläft wieder gut und ist relativ fit.

Das berühmte Hausmittel »HEISSE MILCH MIT HONIG« hilft übrigens tatsächlich, und es hat den großen Vorteil, dass es Kindern schmeckt. Die Rezeptoren im Körper, die den Hustenreiz steuern, reagieren besonders auf Süßes. Probieren Sie es aus: Bei nächtlichem Husten soll Ihr Kind vor dem Schlafengehen eine Tasse Milch mit einem Löffel Honig trinken – oder einfach den Honig vom Löffel schlecken (danach Zähneputzen nicht vergessen!).

TIPP

So geben Sie Ihrem Kind stressfreier Medikamente

→ Zäpfchen mit etwas Fettcreme einstreichen, auf den After des Kindes eine dicke Cremeschicht auftragen. Zäpfchen flutschen so schmerzfrei ins Körperinnere.

→ Flüssige Arzneien mit einer Dosierspritze nach und nach in die Backentasche des Kindes geben, Lieblingsgetränk zum Runterspülen bereit halten.

→ Tropfen zur oralen Einnahme auf einem Zuckerwürfel anbieten.

→ Nasentropfen in Kuschelhaltung geben. Vom Herrn Schnupfen erzählen, den es aus der Nase zu vertreiben gilt und der gleich nasse Füße bekommt.

→ Augentropfen auf die geschlossenen Augen geben (siehe Seite 103).

→ Alters- und gewichtsbezogene Dosierungen beachten. Eine zu niedrige Dosis hilft oft nicht weniger, sondern sie hilft gar nicht. Ebenso hilft zu viel nicht besser.

→ Aus Sicherheitsgründen bitte nie Tabletten als »Bonbons« oder flüssige Medizin als »bunten Saft« bezeichnen. Arzneimittel gehören außer Reichweite der Kinderhände!

5

77 Cortison ist Teufelszeug

»Was, Cortison?! Ach nein, bloß nicht!« Panik leuchtet in den Augen der besorgten Mutter auf, als ich eine Inhalations-Dauertherapie mit einem Cortisonpräparat vorschlage. Ihr Sprössling hatte jetzt den ganzen Winter alle drei Wochen eine Bronchitis, einmal sogar eine Lungenentzündung.

Der Leidensdruck der Familie muss sehr groß sein, bevor Eltern zulassen, dass ich ihr Kind mit Cortison therapiere. Dabei kann ich dem Kind damit viel Leid ersparen. Seit Jahrzehnten wird die Furcht verbreitet, Cortison helfe nur vorübergehend und schade nachhaltig. Sicher ist die Hightechmedizin der Sechziger- bis Achtzigerjahre mit daran schuld, die Cortison recht großzügig bei vielen Erkrankungen anwandte. Jeder kennt Berichte von Menschen, die durch Cortison »aufgeschwemmt« wurden oder eine Osteoporose (brüchige Knochen) entwickelten. Auch dünne Haut nach zu viel Cortisonsalbe ist beschrieben.

Dennoch hat Cortison seine Daseinsberechtigung, ist in vielen Bereichen hilfreich und dauerhaft effektiv. Bei Kindern wird es VOR ALLEM ALS INHALATION über einen längeren Zeitraum eingesetzt bei häufig wiederkehrender Bronchitis oder bei Asthma. Als Inhalation wirkt es nur lokal, das heißt an den Bronchien. Es hemmt die Entzündungsbereitschaft der Atemwege und hat keine der oben genannten Nebenwirkungen. So haben die Bronchien nach vielen Infekten die Chance, sich wieder komplett zu regenerieren. Eine Cortison-Inhalation sorgt häufig nach einer entsprechend langen Therapie (mindestens acht Wochen) für eine vollständige Heilung, und im nächsten Winter muss das Kind nicht mehr so furchtbar husten. Viele Asthmatiker inhalieren ein Leben lang täglich mit Cortison, sind dadurch symptomfrei und genießen ihre gute Lebensqualität.

In der richtigen Dosierung kann Cortisonsalbe außerdem bei schweren Ekzemen oder NEURODERMITIS gut helfen. Es wird inzwischen bei schwerer Neurodermitis sogar empfohlen, zum Beispiel über einen langen Zeitraum einmal pro Woche mit einer Cortisonsalbe zu behandeln, wobei die Haut nicht ausdünnt.

Hier hat sich die Pharmaforschung weiterentwickelt: Die modernen Cortisonpräparate haben nicht mehr in dem Maße die gefürchteten Nebenwirkungen. Mein Appell lautet: VERTRAUEN SIE IHREM KINDERARZT, der in der Regel verantwortungsvoll mit medikamentösen Therapien umgeht und sich nach der Devise »So wenig wie möglich, so viel wie nötig« richtet.

78 Kinder werden gegen Antibiotika resistent

→ »Bitte nicht wieder ein Antibiotikum, dagegen ist meine Tochter schon resistent!« – das höre ich in meiner Praxis oft. Aber ebenso wie Cortison sind Antibiotika besser als ihr Ruf, wenn sie richtig angewandt werden. Grundsätzlich bekämpfen sie die Bakterien und nicht die Menschen! Manche Bakterien wurden in der Vergangenheit resistent, indem sie sich so verändert haben, dass bestimmte Antibiotika NICHT MEHR WIRKEN. Insbesondere, wenn eine Therapie frühzeitig abgebrochen wurde und einige Bakterien überlebten. Oder wenn bei einer Virusinfektion (gegen die Antibiotika nicht helfen!) ein Antibiotikum geschluckt wurde. Nicht krank machende Bakterien, die den Körper ohnehin besiedeln, entwickeln dann Resistenzen. Einen geschwächten Menschen können auch diese Bakterien irgendwann krank machen, und dann hilft kein Antibiotikum mehr. So ist etwa das herkömmliche Penicillin gegen viele Pneumokokken-Stämme in Frankreich nicht mehr wirksam. Es gibt aber immer noch genug andere wirksame Antibiotika.

Antibiotika beeinträchtigen vorübergehend die Darmflora und schmecken schlecht. Aber wenn das Medikament richtig ausgewählt wurde, wirkt es auch bei wiederholtem Einsatz immer wieder. Eine wiederholte Antibiotikatherapie sollte der Kinderarzt trotzdem hinterfragen: Liegt wirklich ein bakterieller Infekt vor, oder ist es nicht doch eine virale Grippe? Wurde beim letzten Mal ausreichend behandelt, oder ist das jetzt eine Art »Rückfall«? Kann ich nicht doch den natürlichen HEILUNGSVERLAUF ABWARTEN? Liegt eine (sehr seltene) echte Abwehrschwäche vor? Fragen, die Ihr Kinderarzt gemeinsam mit Ihnen erörtern muss. Auch Ihrem Kind werden Antibiotika helfen, wenn sie nötig sind!

5

Mythen aus der
Impfsprechstunde

Wenig wird in der Fach- und Ratgeberliteratur sowie in Elternforen im Internet so kontrovers diskutiert wie das Thema Impfen. Es ranken sich Legenden um dieses Thema, und Berichte über Impfschäden machen immer wieder die Runde. Es werden sogar VERSCHWÖRUNGSTHEORIEN über die Geschäfte der Pharmaindustrie verbreitet. Dieses Kapitel soll die Ängste der Eltern thematisieren, mit Vorurteilen aufräumen und die Beweggründe der Impfexperten erläutern.

Es ist und bleibt aber die Entscheidung jeder Familie, ob und wogegen die Kinder geimpft werden. Persönliche Erfahrungen oder solche aus dem Umfeld der Familie spielen dabei natürlich auch eine entscheidende Rolle. Wer erlebt hat, dass ein Kind in Folge von oder im zeitlichen Zusammenhang mit einer Impfung schwer gelitten oder sogar Schaden genommen hat, sieht das Thema verständlicherweise kritischer als derjenige, der erlebt hat, wie sehr eine Erkrankung geschadet hat, gegen die man hätte impfen können.

AUS DER PRAXIS

Impfempfehlungen der STIKO

Die ständige Impfkommission (STIKO) am Robert Koch-Institut (RKI) gibt für Deutschland jährliche Impfempfehlungen heraus, die als medizinischer Standard gelten. Der Impfkalender umfasst derzeit im ersten Lebensjahr die Impfungen gegen Tetanus, Diphtherie, Keuchhusten, Kinderlähmung, Hepatitis B, Haemophilus influenzae (Bakterien, die eine schwere Kehldeckelentzündung bei Babys auslösen können) und Pneumokokken (spielen bei Hirnhaut- und Lungenentzündung eine Rolle). Im zweiten Lebensjahr folgen Masern, Mumps, Röteln, Windpocken und C-Meningokokken (Erreger bei Hirnhautentzündung). Den Impfplan finden Sie auf der Website des RKI, siehe Seite 169. Nicht jede Kombination von Impfstoffen ist möglich. Fragen Sie Ihren Kinderarzt.

79 Kinderkrankheiten müssen durchgemacht werden

→ »Masern sind doch nicht schlimm, die kann mein Kind ruhig durchmachen.« »Keuchhusten? Gibt es den noch?« Es existiert viel Unwissen über die gefährlichen Komplikationen der Kinderkrankheiten. Darüber, dass manche immer noch weit verbreitet sind. Wenn Kinderkrankheiten »durchgemacht« werden sollen, sind vor allem Masern, Mumps, Röteln und Windpocken gemeint.

Gerade diejenigen Eltern, die schon bei jedem Schnupfen um die Gesundheit ihrer Kinder besorgt sind, hätten manchmal am liebsten, dass ihr Kind diese Krankheiten durchmacht. Das Argument dabei ist, dass der kindliche Körper durch den Kampf gegen die Erreger stärker und unempfindlicher wird. Außerdem solle man die Krankheiten besser im Kindes- als im Erwachsenenalter durchmachen. Dabei wehrt DAS KINDLICHE IMMUNSYSTEM täglich wohl tausende Viren und Bakterien ab und bekämpft sie, ohne Langeweile zu bekommen (siehe auch Seite 47). Da macht es keinen so großen Unterschied bei der Entwicklung des Immunsystems, wenn gegen zwölf von all den Viren und Bakterien geimpft wird (der Standard-Impfkalender, der in Deutschland empfohlen wird, enthält Impfungen gegen zwölf Krankheitserreger). Durch die Impfung bildet der Körper des Kindes Antikörper gegen die Krankheitserreger, ohne dass das Kind krank wird.

Natürlich kann ein Kind auch die genannten Krankheiten alle unbeschadet überstehen. Impfungen wurden aber in erster Linie nicht zur Vermeidung der Krankheiten selbst eingeführt, sondern um ihre KOMPLIKATIONEN zu vermeiden. Wer, wie ich und die meisten meiner Kollegen, solche Komplikationen in der Klinik erlebt hat, kann nicht guten Gewissens von einer Impfung abraten.

→ So bedeutet etwa Keuchhusten, dass das Kind in der Regel mindestens acht Wochen schwer krank ist, und es können sich auch Komplikationen wie eine Lungen- oder Mittelohrentzündung entwickeln. Auch gibt es gefährliche Atemstillstände bei Säuglingen mit Keuchhusten (im Akutstadium bis zu 40-mal am Tag).

→ Masern können eine schwere Gehirnentzündung (SSPE) zur Folge haben, die nach langer Leidenszeit schließlich zum Tod führt.

5

→ 30 Prozent aller Schwerhörigkeiten wurden durch Mumps ausgelöst, bevor die Impfung eingeführt wurde. Bei Jungen löst Mumps auch häufig Hodenentzündung aus, die zu Unfruchtbarkeit führen kann.

→ Neben den »typischen« Kinderkrankheiten gibt es noch Erkrankungen wie Tetanus oder Hepatitis B, die, EINMAL AUSGEBROCHEN, kaum zu behandeln sind. Sie verlaufen möglicherweise lebensbedrohlich.

Dadurch, dass heute ein hoher Prozentsatz an Kindern geimpft ist, ist das Risiko, eine der genannten Erkrankungen zu bekommen, gering. Deshalb geht es auch Ungeimpften in der Regel ein Leben lang gut. Das liefert Impfgegnern ein Argument: Die Krankheiten seien ja extrem selten geworden. Sie sind es aber eben nur, weil sich so viele haben impfen lassen! Solange die Komplikationsrate durch die Impfung deutlich geringer ist als die durch die Erkrankungen, machen in meinen Augen Impfungen Sinn. Vertrauen Sie den Impfexperten und Ihrem Kinderarzt. Impfungen haben schon viele Leben gerettet!

AUS DER FORSCHUNG

Masern können schwere Folgen haben

Nach einer Umfrage der Bundeszentrale für gesundheitliche Aufklärung hält jeder dritte Elternteil Masern für nicht gefährlich. Allerdings werden immer wieder schwere Fälle der unheilbaren subakuten sklerosierenden Panenzephalitis (SSPE) als Folge der Erkrankung beschrieben. Das ist eine schleichende Entzündung des Hirngewebes, die zunächst Demenz, später Muskelkrämpfe und epileptische Anfälle auslöst. Sie ist immer tödlich. Im Jahr 2011 ist eine ungeimpfte 13-Jährige in Nordrhein-Westfalen daran gestorben, 11 Jahre nach der Infektion. Dagegen sind schwere unerwünschte Arzneimittelwirkungen durch die Masernimpfung nicht bekannt. Zudem weisen Wissenschaftler darauf hin, dass es keinen Beleg dafür gibt, dass Kinder durch eine Maserninfektion physische und mentale Stärke gewinnen.

Die Weltgesundheitsorganisation (WHO) warnte erst kürzlich, dass die Maserngefahr in Westeuropa zunimmt, vermutlich mit verursacht durch Anhänger einer »Glaubensmedizin nach mystischen Vorstellungen«.

80 Impfen löst
Erkrankungen aus

→ Ich erinnere mich an einen Säugling aus meiner Praxis, der von der ersten Impfung an nicht mehr durchschlief und stündlich trinken wollte. Die Mutter war überzeugt, dass das mit der Impfung zu tun hatte. Als ich nach drei Monaten sah, dass das Kind nicht entsprechend an Gewicht zunahm, empfahl ich der Mutter, ihm zusätzlich Babymilch anzubieten. Sie hatte einfach nicht mehr genug Milch, um voll zu stillen. Das Kind schlief wieder gut und nahm zu. Ein Beispiel, wie eine falsche Hypothese blind machen kann für die wirkliche Ursache.

Oft hört man Berichte, dass eine Impfung eine Erkrankung ausgelöst habe, wie Allergien oder Neurodermitis. Wissenschaftliche Belege dafür gibt es nicht. Eine Impfung ist für den Körper DURCHAUS EIN STRESSFAKTOR, der auch den Startschuss für solche Probleme geben kann. Studien belegen aber, dass Allergien, Neurodermitis und andere Erkrankungen schon im Körper angelegt waren. Nicht belegt ist bisher, dass nicht geimpfte Kinder gesünder sind als geimpfte.

Viele angeborene Erkrankungen oder Veranlagungen lösen erst im Alter von zwei bis drei Monaten Symptome aus. Das ist genau das Alter, in dem die ersten Impfungen stattfinden. Also kann es durchaus sein, dass zwar ein zufälliger zeitlicher, aber kein kausaler Zusammenhang zwischen Impfungen und Krankheiten besteht.

81 Impfen hat oft schlimme
Nebenwirkungen

→ Impfungen werden so gut in ihrer Sicherheit und Verträglichkeit überprüft wie keine andere medizinische Maßnahme. Nachgewiesenermaßen auf die Impfung zurückzuführende Schäden wie neurologische Erkrankungen oder Behinderungen sind EXTREM SELTEN. Die Impfstoffe werden ständig überprüft und verbessert, bei der kleinsten Unregelmäßigkeit ruht schon mal schnell die Zulassung.

Statistisch sind nachgewiesene Impfschäden also sehr selten im Vergleich zu der Masse an problemlos vertragenen Impfungen. Es ist jedoch verständlich, dass betroffenen Eltern im Einzelfall DIE GANZE STATISTIK EGAL ist. Auch dass der Staat zu Entschädigungs- oder Rentenzahlungen verpflichtet ist, wenn es zu einem nachgewiesenen Impfschaden kommt, interessiert sie verständlicherweise nicht – zumal es schwer ist, einen Zusammenhang zwischen Impfung und Erkrankung nachzuweisen, denn Letztere könnte auch andere Ursachen haben.

Harmlosere Nebenwirkungen können beim Impfen dagegen öfter auftreten. Am häufigsten ist dabei Schläfrigkeit, gefolgt von Fieber über maximal ein bis zwei Tage und einer Verhärtung an der Impfstelle. Manchmal kommt es bei Säuglingen auch zu SCHREIATTACKEN, weil die Impfstelle wehtut. Geben Sie Ihrem Kind ein Paracetamol-Zäpfchen, das hilft meist rasch und gut (Ihr Kinderarzt sagt Ihnen, welche Dosierung für Ihr Kind die richtige ist). Auf keinen Fall sollten Sie wegen der Nebenwirkungen vor der nächsten Impfung zurückschrecken.

82 Je kleiner das Kind, umso schlimmer die Impfungen

Ich erkläre den Eltern der kleinen Lea unseren Impfkalender, angelehnt an die Empfehlungen der Ständigen Impfkommission (STIKO): Ich impfe ab dem Alter von zwei Monaten und beginne mit zwei gleichzeitigen Impfungen gegen insgesamt sieben Erreger. »Sieben Erreger? So viel? Bei einem so kleinen Kind?«, fragen die Eltern entsetzt. »Ist das nicht zu viel Stress für unsere Kleine?«

Studien haben gezeigt, dass es bei verschieden alten Babys keinen Unterschied in der Verträglichkeit der Impfungen gibt. Egal ob mit zwei, drei, sechs oder zwölf Monaten geimpft wurde, die Kinder vertragen die Impfungen in der Regel gut, und in über 90 Prozent der Fälle ist den Kindern gar nicht anzumerken, dass sie geimpft wurden. Nur die Eltern empfinden die Impfung beim kleinen Säugling als schlimmer – das ist auch ganz natürlich, denn je kleiner das Kind ist, umso stärker sind das Mitgefühl und der BESCHÜTZERINSTINKT der Erwachsenen.

Ich habe großes Verständnis für das Herzklopfen junger Eltern. Oft wünschen sie, die erste Impfung wenigstens bis zum Alter von einem halben Jahr zu verschieben. Das kann ich natürlich machen. Bis dahin ist das Baby eben nur nicht geschützt, es kann sich zum Beispiel mit dem immer noch gar nicht so seltenen Keuchhusten anstecken, der zu Atemstillständen führen kann (siehe Seite 127).

Um ihr Kind nicht zu stark zu belasten, wünschen Eltern auch oft, die Impfungen aufzuteilen, zum Beispiel erst mal nur drei, später die anderen. Einleuchtende Argumente hierfür finden sich aber nicht. Denn die Häufigkeit von Nebenwirkungen wie zum Beispiel Fieber ist bei der DREIFACHIMPFUNG nicht niedriger als bei der SECHSFACHIMPFUNG. Dafür müssen aber mehrere Termine und Pikse in Kauf genommen werden. Außerdem hält die Pharmaindustrie nicht alle Kombinationsmöglichkeiten vor, so dass eine Aufteilung der Impfungen nach Wunsch auch praktisch nicht möglich ist. Die Impfexperten würden jedenfalls Impfungen nicht in dieser Weise empfehlen, wenn darin wirklich eine Gefahr bestünde. Meine Empfehlung lautet auch hier: Vertrauen Sie Ihrem Kinderarzt!

Übrigens: Die empfohlenen Abstände zwischen den Impfungen müssen nicht genau eingehalten werden. Ein Mindestabstand von vier Wochen zwischen zwei Impfungen ist vorgeschrieben. So viel Zeit muss dem Körper gegeben werden, um Impfantikörper zu entwickeln, damit die Auffrischimpfung (oder die nächste andere Impfung) auch effektiv ist. Aber Nachholen geht immer. Jede Impfung zählt.

AUS DER PRAXIS

Früher impfen = weniger Stress

Je kleiner ein Kind ist, umso mehr lebt es in der Gegenwart, und umso eher vergisst es die Impfung. Je mehr man die Impfungen bis ins Kleinkindalter hinauszögert, umso mehr Stress haben alle Beteiligten. Es ist nicht einfach, ein zwei- bis fünfjähriges Kind zu impfen. Es wird sich wehren und erinnert sich noch lange an den letzten Piks und die Schmerzen. Wer dagegen bereits mit 15 Monaten seine vorerst letzte Impfung hinter sich hat, der hat bei der U7 mit zwei Jahren die Impfungen meist »vergeben und vergessen« und marschiert fröhlich in die Praxis, um beim Entwicklungstest mitzumachen.

83 Bei Schnupfennase
darf man nicht impfen

»Leider kann ich heute schon wieder nicht mit Leon zum Impfen kommen, unser Kleiner hat nämlich wieder mal einen Schnupfen!«

Täglich erleben meine Mitarbeiter solche Telefonate. Aus Mitgefühl und aus Angst vor Nebenwirkungen scheuen sich viele Eltern, ihr kränkelndes Kind impfen zu lassen. Manchmal fürchten sie auch, eine weitere schlaflose Nacht durchmachen zu müssen. Das verstehe ich. Wenn die Eltern Bedenken haben, impfe ich nicht. Laut Impfrichtlinien ist aber ein banaler Infekt kein Hinderungsgrund beim Impfen. Verstärkte Nebenwirkungen sind nicht nachgewiesen. Ein Infekt ist banal, wenn kein Fieber besteht, das Baby trinkt wie immer und bei der Untersuchung allenfalls etwas Schnupfen und ein verschleimter, geröteter Rachen zu finden sind. Wenn es sich dann noch um eine WIEDERHOLUNGSIMPFUNG handelt, die das Kind bereits einmal gut vertragen hat, brauchen Sie sich erst recht keine Sorgen zu machen. Ihr Kinderarzt untersucht Ihr Kind vor jeder Impfung. So kann er feststellen, ob die Impfung beim derzeitigen Gesundheitszustand unbedenklich ist.

AUS DER FORSCHUNG

Impfen auch bei Neurodermitis

Die Ständige Impfkommision (STIKO) rät, alle empfohlenen Impfungen auch bei Kindern mit Neurodermitis durchzuführen, da in Untersuchungen kein Zusammenhang zwischen einer Impfung und einer Verschlechterung der Neurodermitis festgestellt wurde. Nur bei einem akuten schweren Schub sollte das Impfen verschoben werden, es sei denn, dieser dauert bereits seit Monaten an. Auch eine Behandlung mit Cortison in niedrigen Dosen stellt kein Hindernis für die Impfungen dar. Mehr zum Thema Impfen lesen Sie auf der Website des Robert Koch-Instituts (Adresse siehe Seite 169).

Hinter den Impfempfehlungen
steht die Pharmalobby

→ Die Ständige Impfkommission (STIKO) am Robert Koch Institut besteht entgegen allen Unkenrufen aus UNABHÄNGIGEN WISSENSCHAFTLERN, die sich fast ihr ganzes Leben mit nichts anderem beschäftigen. Mitglieder sind unter anderem Infektionsexperten, Kinderärzte und Ärzte im öffentlichen Gesundheitsdienst, also Leute, die im Metier sehr erfahren sind. Immer wieder kursieren Verschwörungstheorien, dass die Pharma-Industrie diese Leute mit ansehnlichen Geldbeträgen »schmiert«, damit sie ihre Empfehlungen so günstig wie möglich im Sinne der Industrie gestalten. Wäre das so, dann wären nicht in der Vergangenheit schon mehrmals Mitglieder der Kommission ausgeschieden, sobald sie an einer von der Pharma-Industrie unterstützten Studie teilnahmen. Allerdings brauchen die Wissenschaftler das Geld der Industrie für ihre wissenschaftlichen Studien, sonst wäre vieles in der Medizin nicht möglich. Auch vieles Gute nicht.

Die Ergebnisse der STIKO-Sitzungen werden regelmäßig öffentlich gemacht, der Entscheidungsprozess ist sehr transparent. Nehmen Sie sich ruhig mal die Zeit und lesen Sie die viele Seiten langen STIKO-Stellungnahmen zu den einzelnen Impfungen durch (Adresse siehe Seite 169). Sie werden sehen, dass dort sehr viel Anstrengung und Sorgfalt darauf verwandt wird, PRO UND KONTRA abzuwägen und die Entscheidungen verantwortungsbewusst zu fällen.

Aus den Empfehlungen der STIKO leiten sich übrigens auch die Entschädigungsverpflichtung des Staates bei nachweislich durch die Impfung verursachten Schäden ab, ebenso die verpflichtende Kostenübernahme der Impfungen durch die Krankenkassen. Außerdem muss jeder Arzt, wenn er von diesen Empfehlungen abweicht, dies mit den Patienten beziehungsweise mit deren Eltern genau erörtern, es begründen und entsprechend dokumentieren.

Natürlich will die Pharmaindustrie Gewinn machen. Sie als Eltern haben es aber selbst in der Hand, auf Unnötiges zu verzichten und die sinnvollen Errungenschaften für sich zu nutzen – wie die ständig weiterentwickelten Impfstoffe, die uns heute in hoher Qualität zur Verfügung stehen.

5

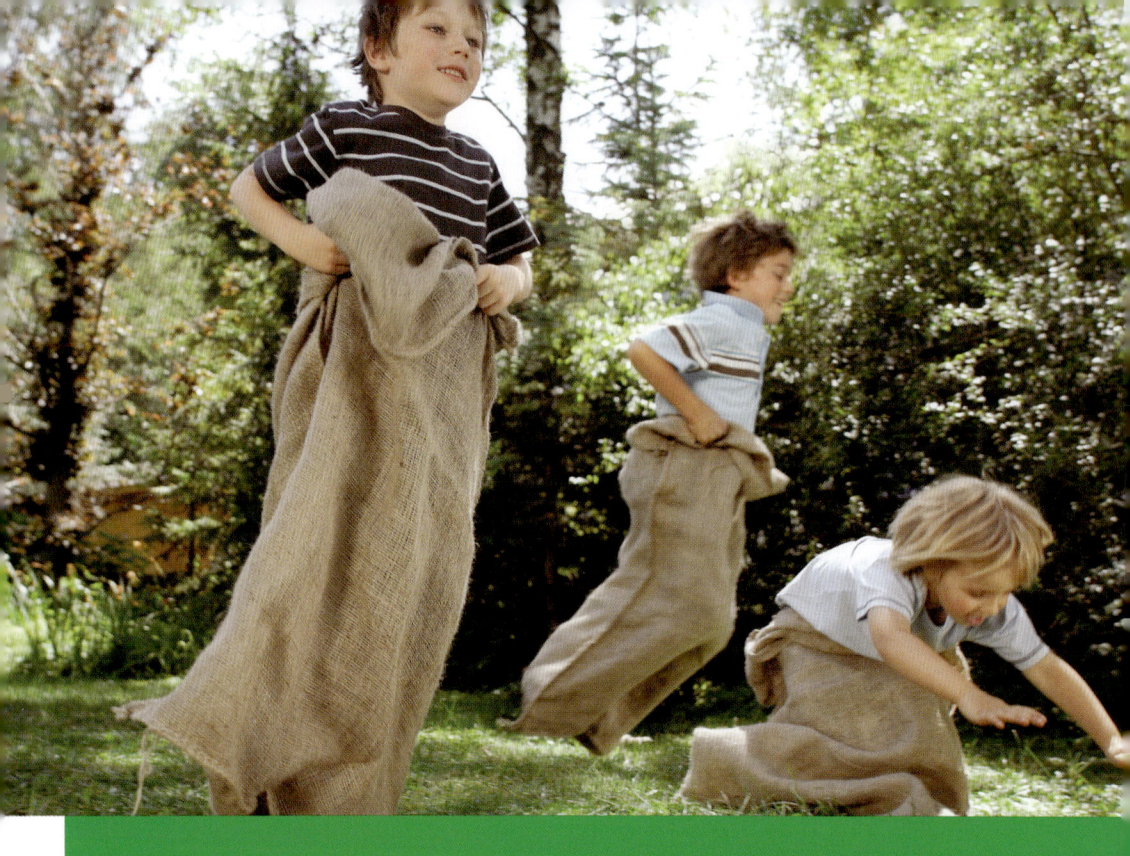

Fördern
und
erziehen

6

→ So schwer ist es gar nicht, Eltern zu sein. Eine wichtige Voraussetzung ist aber, dass wir aufhören, unsere Kinder als unser ehrgeizigstes Projekt zu betrachten. Seien wir ihnen lieber gute und verständnisvolle Begleiter bei den kleinen und großen Schritten auf ihrem Weg ins Leben.

Sinnvoll fördern statt überfordern

Jeder wünscht sich für sein Kind eine problemlose Entwicklung der Sprache, des Intellekts und der Motorik. Jeder wünscht ihm einen guten Start in den Kindergarten und in die Schule. Manche Eltern richten ihre Aufmerksamkeit aber stark auf das, was ihr Kind noch nicht kann, statt zu sehen und anzuerkennen, WAS ES SCHON BEHERRSCHT. Das demotiviert und hemmt ein Kind natürlich. Unsere Gesellschaft ist Opfer eines Wahns, den ich als »Förderwahn« bezeichne und der immer extremer wird.

Weit verbreitet ist die irrige Annahme, Eltern wären vom ersten Lebenstag an verantwortlich für die Entwicklung ihres Kindes. Eltern, die meinen, sie müssten ihrem Kind alles beibringen, was es können soll, werden besonders schnell zu Opfern des großen Marktangebots an »Entwicklungsbeschleunigern«. Aber Eltern müssen (und können) die Entwicklung ihres Kindes nicht beschleunigen. Sie können ihrem Kind nur ein ANREGENDES und gleichzeitig geborgenes Familienleben bieten, in dem es sich gut entfalten kann. Dann wird ihr Kind nach seinen Möglichkeiten, in seinem eigenen Tempo und aus eigenem Antrieb das Beste aus sich herausholen.

85 Wir müssen unser Kind mit allen Mitteln fördern

→ … das suggeriert bereits jeder Spielzeugkatalog in geradezu absurder Weise. Der grellste Plastikkram erfährt eine höhere Weihe durch den Spruch »Zur Förderung des Greifens«, alles Rollbare dient angeblich der »Förderung der Motorik« und so fort. Selbst eine Puppe, mit der einfach nur fröhlich gespielt wird, muss EINEM HÖHEREN ZWECK DIENEN: »Fördert das Rollenspiel!«, heißt es dann. »Fördern Sie Ihr Kind, bevor es zu spät ist!«, schreit es von überall in Großbuchstaben. Eltern sollen ihr Kind in allem fördern, was es nach und nach ohnehin von selbst lernt: Greifen, Fortbewegung, Sprechen, Neugierde, Gleichgewichtssinn, Muskeln und Gelenkigkeit, Lernfähigkeit …

Aber ist denn alles sinnlos, darf man das alles wirklich einfach bleiben lassen? Ja, liebe Eltern, distanzieren Sie sich selbstbewusst von dem, was da auf Sie einströmt. Nehmen Sie sich lieber in Ruhe Zeit, Ihr Kind kennenzulernen. Es wird in seinem eigenen Tempo einen ENTWICKLUNGSSCHRITT nach dem anderen tun. Sie können das nicht forcieren, nur unterstützen. Entwicklung lässt sich nicht beschleunigen. Keine Sorge, Sie »versäumen« nichts – und auch Ihr Kind versäumt nichts. Genießen Sie es, zu sehen, wie Ihr Kind sich nach seinem inneren Bauplan, aus sich heraus, entwickelt.

Ihre Aufgabe ist es dabei, Ihr Kind liebevoll zu begleiten und in der Familie eine Umgebung zu schaffen, die Ihrem Kind sowohl Geborgenheit und Ruhe als auch altersentsprechende Anregungen und Freiräume bietet. In einer solchen Umgebung kann sich ein Kind – mit einem liebevollen Ansprechpartner im Hintergrund – auch mal einige Zeit allein beschäftigen: Ihrem Baby reicht dazu seine Krabbeldecke, auf der es seine Füße erreichen kann. Ein Kleinkind braucht schon mehr Anreize, aber keine Unmengen von Spielzeug. Ein weicher Ball, der LIEBLINGSTEDDY oder die Lieblingspuppe, das Holzauto oder Ähnliches, und Ihr Kind ist zufrieden. Und wenn gerade nichts da ist, sucht es sich sein Spielzeug selbst: zuerst seine Hände und Füße, später dann Papas Schuhe oder einen KOCHLÖFFEL aus der Schublade. Wie fühlt sich das an? Was kann ich alles damit machen? Wie klingt es, wenn ich es auf den Boden werfe? Ihr Klein-kind sucht sich jeden Tag unzählige kleine Lernerfahrungen, die bei ihm gerade dran sind. Wenn jetzt noch Mama oder Papa als Ansprechpartner in der Nähe sind und dem Kind ihre Aufmerksamkeit schenken, wenn es sie braucht, dann kann es gut heranwachsen und sich bestens entwickeln.

Lassen Sie Ihr Kind an Ihrem Alltag teilhaben. Es lernt unendlich viel daraus, wie Sie mit Alltagssituationen umgehen. Bieten Sie ihm an, Ihnen beim Gemüseputzen, beim Umrühren, beim Wäschefalten helfen zu dürfen. Wenn das Ergebnis auch nicht perfekt ausfällt, Sie unterstützen damit mehr Kompetenzen, als das teuerste Spielzeug es könnte. Sie fördern im besten Sinne die sprachliche, soziale, motori-sche und geistig-seelische Entwicklung Ihres Kindes.

Vertrauen Sie Ihrem Kind. Trauen Sie ihm etwas zu. Die Natur hat uns nicht mit einer Einstellschraube ausgestattet, und auch der Kinderarzt kann die Schraube für ein SCHNELLER, WEITER, BESSER nicht einbauen. »Das Gras wächst nicht schneller, wenn man daran zieht«, sagt ein Sprichwort aus Afrika. Wenn mir ein kleiner Patient aber tatsächlich in seiner Entwicklung beeinträchtigt erscheint, kann ich gemeinsam mit seinen Eltern Angebote überlegen, die ihm gut tun.

AUS DER FORSCHUNG

»Entwicklungsfenster« werden überschätzt

Die Gehirnforschung spricht von »Entwicklungsfenstern« vor allem beim Erlernen von Sprachen im ersten Lebensjahr: Kinder, deren Eltern verschiedene Muttersprachen sprechen, lernen beide Sprachen oft recht leicht, weil sie sie frühzeitig hören. Eltern müssen aber nicht befürchten, dass sich für die Entwicklung ihres Kindes wichtige Fens-ter unbemerkt öffnen und schließen und das Kind dann einen Nachteil fürs Leben er-fährt. Die Bedeutung von Entwicklungsfenstern wird überschätzt. Lernforscher halten die Möglichkeit, eigene Lernerfahrungen zu machen, und ein Umfeld, das diese Mög-lichkeit bietet, für entscheidend. Für optimales Lernen sollte ein Kind Erfolg und Misser-folg im ausgewogenen Verhältnis erfahren dürfen. Zu viel Stimulation hingegen, so die Neurobiologen, behindert das Lernen schon im Säuglingsalter.

6

Wenn sich bei Ihrem Kind später herauskristallisiert, wofür es besonders begabt ist, wofür es sich besonders interessiert, können Sie ihm die entsprechenden Möglichkeiten zur Verfügung stellen. Eine unserer Töchter malt gern – sie bekommt von uns gute Farben und Materialien. Die andere tanzt gern und hat viel Freude in ihrer Tanzgruppe. Ob MALEN, TANZEN, Klavier spielen, werkeln, schrauben, die Welt der Dinosaurier entdecken, Fußball spielen, philosophieren oder am Bahnhof Züge betrachten: Ermöglichen Sie Ihrem Kind, seinen Interessen nachzugehen! Nehmen Sie Ihr Kind so an, wie es ist, dann haben Sie Ihren wichtigsten Beitrag zu seiner Entwicklung schon geleistet.

86 Fördertherapien
bringen mein Kind weiter

»*Mein Kind hält den Stift komisch, braucht es Ergotherapie?*« – »*Mein Kind will nicht krabbeln, es braucht Physiotherapie.*« – »*Unsere Kleine ist schon zwei und spricht noch nicht, sie braucht Logopädie!*« *Solche und ähnliche Sorgen höre ich von Eltern oft. Fast immer kann ich sagen:* »*Nein, das braucht Ihr Kind nicht!*«

Entwickelt sich ein Kind langsamer oder »anders« als Gleichaltrige in seinem Umfeld, glauben die Eltern oft, sie müssten »etwas tun, um nichts zu verpassen«. Und wenn die Eltern schon nicht auf die Idee kommen, so doch Nachbarn, Erzieherinnen oder Großeltern, welche die Eltern dann unter Druck setzen. Dabei können Sie die ENTWICKLUNG IHRES KINDES daheim ganz prima begleiten. Indem Sie mit Gelassenheit das annehmen, was gerade nicht zu ändern ist, aber auch indem Sie Ihrem Kind vorlesen, den Alltag mit ihm teilen, nicht immer ängstlich »Nein« sagen, wenn es etwas Neues versucht.

Therapien sind selten wirklich nötig. Verlangt werden sie trotzdem immer wieder. Physiotherapie etwa wird oft schon bei leichten lagebedingten Kopfverformungen beim Baby gefordert (siehe Seite 66). Auch wenn ein Kind spät oder gar nicht krabbelt, sondern andere Arten der Fortbewegung findet, sind die Eltern meist besorgt. Dabei ist das »Krabbelalter« von Kind zu Kind unterschiedlich, und letztendlich ist es unwichtig für die motorische Entwicklung und das spätere Laufen. Entscheidend für die motorische Entwicklung: Bieten Sie schon Ihrem Baby viel Möglichkeit zur Bewegung. Es sollte Freiraum haben, statt tagsüber stundenlang in Tragetuch, Autositz oder Babywippe zu sitzen! Ihr Kleinkind braucht genügend »Auslauf« an der frischen Luft: Herumtoben, Balancieren, Schaukeln, Trampolinspringen, Rollerfahren, Seilspringen … Dabei kann es seine BEWEGUNGSMÖGLICHKEITEN entwickeln. Dabei benötigt es manchmal Ihre Anregung, aber nur sehr selten eine Therapie. Ganz wichtig in jedem Alter: Wenn Ihr Kind sich auf den Weg macht, bremsen Sie es nicht ständig.

Auch bei der Sprachentwicklung sind die Angst, »etwas zu verpassen«, und der Wunsch, mit Logopädie gegenzusteuern, eher unbegründet. Bei der U7 (Vorsorgeuntersuchung im Alter von zwei Jahren) fragt der Kinderarzt den Wortschatz

AUS DER FORSCHUNG

Fernsehen und Therapiebedarf

In einer Umfrage des Instituts Forsa im Auftrag der Techniker Krankenkasse gab fast die Hälfte der befragten Eltern an, dass ihr Kind schon einmal therapeutische Unterstützung bekommen habe. Mehr als jedes vierte Kind zwischen sechs und achtzehn Jahren erhielt Sprachtherapie (Logopädie), fast jedes fünfte Ergotherapie, und ebenso viele Kinder waren bei der Krankengymnastik. Eins von zehn Kindern wurde psychotherapeutisch betreut. Zudem ergab die Umfrage, dass Mädchen häufiger zur Therapie geschickt werden, nur knapp 40 Prozent der therapierten Kinder waren Jungen. »Das wirft die Frage auf, ob wir den Kindern in ihrem Alltag ausreichend Raum geben, sich zu entwickeln«, so ein Psychologe bei der Krankenkasse. Die Umfrage ergab nämlich auch, dass mehr Kinder mit Therapieerfahrung häufiger über zwei Stunden fernsahen als Kinder ohne Therapieerfahrung. Ebenso spielten therapierte Kinder seltener mit Freunden: 10 Prozent der Kinder trafen sich überhaupt nicht mit Freunden. 37 Prozent spielten maximal eine Stunde täglich mit anderen Kindern. Zu viel Fernsehen und der dadurch bedingte Mangel an kindgerechten Erfahrungen wie im Hof mit Freunden zu spielen scheinen oft einen Therapiebedarf zu bedingen.

6

Ihres Kindes ab und ob es bereits »Zweiwortsätze« (»Mama Arm«, »Papa Heia«) bildet. Aber selbst wenn nicht: Solange Ihr Kind offenbar gut hört und Gesprochenes versteht, etwa kleine Aufforderungen befolgt, dürfen Sie Geduld haben. Es gibt die sogenannten LATE TALKER, die erst mit zweieinhalb oder gar drei Jahren beginnen, aktiv zu sprechen, dann aber schnell zu ganzen Sätzen übergehen. Aussprache-Unsicherheiten wie Lispeln und Buchstaben-Vertauschen (»Tatze« statt »Katze«) sind im Kindergartenalter noch normal. »Bei Vierjährigen brauche ich fünfzig Sitzungen, bei Fünfjährigen zehn«, sagte mir eine Logopädin. Im letzten Jahr vor der Einschulung kann sich hier noch vieles tun.

Entscheidend für die Sprachentwicklung: Sprechen Sie deutlich und korrekt mit Ihrem Kind, und zwar schon vom Babyalter an. Erklären Sie ihm zum Beispiel beim Wickeln, was Sie gerade tun. Später lesen Sie ihm viel vor, singen vielleicht mit ihm. Schauen Sie zusammen Bilderbücher an und kommentieren Sie alles, was Ihr Kind spannend findet. So lernt es Wörter und Sprache! Korrigieren Sie aber nicht ständig eventuelle Aussprachefehler oder üben mit ihm Wörter ein (»Sag mal: Ball!«). Frusterlebnisse, Stress und Druck braucht Ihr Kind nicht.

Wenn ein Kind endlich läuft und spricht, fällt es vielleicht im Kindergarten auf, weil es im Stuhlkreis nicht ruhig sitzt oder nicht konzentriert bei einem Spiel bleibt. Weil es nicht so schön malt oder auch nur, weil es den Stift anders hält als die anderen. Wieder werden die Eltern unter Druck gesetzt: »Da muss man was tun!«, sagt die Erzieherin und empfiehlt den Eltern Ergotherapie.

Aber nicht jeder Vierjährige muss schon ruhig sitzen, schön malen oder den Stift perfekt halten können. Entscheidend für die Entwicklung der Feinmotorik und Geschicklichkeit: Bieten Sie Ihrem Kind daheim FARBEN, KLEBER UND SCHERE an. Ohne Zwang und Drill, aber auch ohne ständiges Maßregeln und erschreckte Ausrufe wie »Vorsicht, du schneidest dich!« oder »Nicht kleckern!«. Lassen Sie es überall helfen, zum Beispiel beim Kochen, und geben Sie ihm kleine Aufträge wie etwas holen oder sortieren.

Ergotherapie verordne ich aber auch schon mal dann, wenn sie eigentlich nicht nötig ist: um von Eltern und Kind etwas Druck wegzunehmen. Der Erfolg, der sich dann durch die Ergotherapie zeigt, kommt sehr oft einfach daher, dass der Ergotherapeut sich in einem geschützten Raum ganz mit dem Kind beschäftigt, wo es OHNE FRUST UND DRUCK AGIEREN kann. Dadurch steigt sein Selbstwertgefühl, und es kommt im Alltag besser klar – auch mit seinen Eltern. Denn Eltern, die bei ihrem Kind eine therapeutische Maßnahme veranlasst haben, sind entspannter und treten ihrem Kind gleich viel annehmender gegenüber mit dem Gefühl, dass »etwas getan wird« und sie nicht allein verantwortlich sind.

87 Eine Lauflernhilfe hilft beim Laufenlernen

»Samantha krabbelt und sitzt jetzt schon – ab wann kann ich sie denn in die Lauflernhilfe setzen?«, fragt mich der Vater der Kleinen ganz stolz. Meine Antwort lautet: »Am besten gar nicht.«

Die gängige Lauflernhilfe ist ein Kindersitz auf Rädern, mit dem Babys sich – ihrem Entwicklungsstand weit vorauseilend – durch Strampeln unkontrolliert fortbewegen. Dabei können sie sogar die Hände frei benutzen, also zum Beispiel an der

AUS DER PRAXIS

Verletzungen durch die Lauflernhilfe

Untersuchungen der Stiftung Warentest zufolge wird etwa die Hälfte der Kinder ab dem Alter von sechs Monaten in die Lauflernhilfe gesetzt. Dabei können sie kurzfristig Geschwindigkeiten bis zu 10 km/h erreichen! Nach Angaben des Berufsverbandes der Kinder- und Jugendärzte erleiden etwa 6000 Kinder pro Jahr in Deutschland einen Unfall, der auf das Konto der mit Rädern versehenen Plastikgestelle (»Lauflernhilfe«, »Babywalker«, »Lauflernschule«) geht. Kopfverletzungen sind dabei am häufigsten, gefolgt von Verbrühungen und Vergiftungen, bei denen Kinder durch die größere Reichweite an die Tassen, Zigaretten oder Medikamente der Eltern herankamen.

Ein Verbot gibt es bisher nur in Kanada – dort dürfen seit 2004 nicht mal gebrauchte Lauflernhilfen auf dem Flohmarkt verkauft werden.

6

Tischdecke ziehen und so den Tisch abräumen. Obwohl längst bekannt ist, wie verletzungsanfällig Kinder in der Lauflernhilfe sind – die Babyausstatter bieten die Geräte immer noch an, und Eltern (oder Großeltern) kaufen sie. Die kinderärztlichen Fachgesellschaften kämpfen seit Jahren für ein VERBOT, damit endlich Schluss ist mit den vielen Treppenstürzen, die Lauflernhilfen verursachen.

Nicht nur Stürze, auch andere Unfälle werden durch Lauflernhilfen verursacht. Die kleine Emily, die ich in meiner Praxis kennenlernte, hatte den angeschalteten Wasserkocher heruntergezogen und sich so verbrüht, dass eine Hauttransplantation nötig war. Ein Baby in der Lauflernhilfe ist zwar zufrieden, muss aber doppelt intensiv beaufsichtigt werden. Am besten, Sie setzen es gar nicht erst hinein. Denn aus der Lauflernhilfe befreit, wird seine Unzufriedenheit sich verstärken: Jetzt erst merkt es, was es allein noch nicht kann. Wenn Sie Ihr Kind zwingen, DEN DRITTEN ENTWICKLUNGSSCHRITT VOR DEM ZWEITEN zu machen, wird es am zweiten das Interesse verlieren. Dass Kinder durch eine Lauflernhilfe schneller laufen lernen, ist ein Irrtum.

Auch bei Kindern, die kurz davor sind, frei zu laufen, stören Sie durch die Lauflernhilfe einen wichtigen Entwicklungsschritt. Seine Bewegungsfreiheit ist – wie in der Babywippe – eingeschränkt. Vertrauen Sie darauf, dass Ihr Kind nach ein paar Tagen oder Wochen einfach laufen wird, in seinem eigenen, selbst gefundenen Gleichgewicht. Freuen Sie sich daran, wie stolz es darauf sein wird!

88 Jedes Kind muss mit einem Jahr sicher laufen können

»Also, laufen tut Torben noch nicht. Ist das noch normal? Kann man da irgendwas machen?« Bei der U6 (10. bis 12. Lebensmonat) äußern Torbens Eltern ihre Sorge – die sie mit vielen anderen Eltern teilen.

Ein Laufbeginn bis zum Alter von 20 Monaten ist aber noch völlig im Rahmen. Wenn Ihr Baby hier vergleichsweise spät dran zu sein scheint, bleiben Sie einfach gelassen. Ältere Laufanfänger bewegen sich schon mit etwas mehr Vernunft und

AUS DER PRAXIS

Die Fußhaltung ist sehr individuell

Kleinkinder stellen häufig die Füße nach innen, wobei die Füße über die Innenkanten »einknicken«. Das liegt an der sogenannten physiologischen X-Bein-Stellung, die zwei- bis fünfjährige Kinder haben können. Solange das Kind sich ansonsten gut entwickelt und in seinen Bewegungsmöglichkeiten und seinem Bewegungsdrang nicht eingeschränkt ist, wird sich diese Fußhaltung in der Regel auswachsen. Der »Einwärtsgang« führt auch nicht zu Arthrose oder Hüftfehlbildungen. Erst bis zum Alter von etwa fünf Jahren (manchmal auch noch viel später) werden die Beine in der Regel gerade. Wenn nicht, kann man trotzdem sogar Fußballprofi werden ...

Das Fußgewölbe bildet sich erst im Alter von vier bis sechs Jahren aus. Gut sitzende, feste Schuhe sind wichtig, aber Einlagen sind meist nicht nötig; in Langzeitstudien stellte sich heraus, dass sie bei Fußfehlstellungen (Platt-, Knick-, Senk-, Spreizfuß) nur bedingt helfen. Mit Sport und Bewegung lässt sich der Fuß effektiver stabilisieren. Solange kein Leiden besteht wie etwa Schmerzen oder Bewegungseinschränkungen, darf man auch Plattfüße als persönliche Note hinnehmen. Bei wirklichen Problemen kann Physiotherapie aber durchaus sinnvoll sein. Fragen Sie Ihren Kinderarzt!

vorsichtiger fort – das ist für Sie als Eltern eine Erleichterung, die Sie für das etwas längere Warten entschädigt!

Macht sich Ihr Kind erst deutlich nach dem 20. Monat ans Laufen, und dies unsicher und zögernd, fragen Sie Ihren Kinderarzt nach einem SEHTEST, bevor Sie Fördermaßnahmen für die Motorik veranlassen. Denn wer schlecht sieht, hat Angst, loszumarschieren. Sobald eine passende Brille verordnet wurde, kommt das Kind oft zügig auf die Beine.

Die Art und Weise, wie ein Kind läuft, ist dann ein beliebtes Thema bei der U7 im Alter von etwa zwei Jahren. Eltern klagen, das Laufen sehe so UNBEHOLFEN aus, das Kind falle so oft hin, die Füße knickten nach innen weg oder werden wie bei Charlie Chaplin nach außen gestellt oder auch nach innen, die Beine werden beim Rennen ausladend nach außen geschlenkert und so fort. Oft vermuten

6

Eltern dann eine angeborene Fehlstellung der Füße oder Beine ihres Kindes. Viele Eltern haben Angst, später den Vorwurf zu hören: »Hättet ihr doch schon früher etwas getan, dann gäbe es jetzt nicht diese Probleme.«

Sie verpassen jedoch nichts, wenn Sie vertrauensvoll abwarten. Beim Laufbeginn ist zunächst FAST JEDE GANGART möglich, bis das Kind einen sicheren, flüssigen Bewegungsablauf hat. Zunächst wird tapsig mit beiden Beinen mehr gestolpert als gegangen, das heißt »breitbasiger Gang«. Dabei fällt das Kind noch oft hin. Honorieren Sie jeden Erfolg, jedes Schrittchen, und bremsen Sie Ihr Kind nicht durch übertriebene Sorge oder Beschützerreflexe. Wie in jedem Bereich der Entwicklung testet ein Kind verschiedene Strategien aus, bis es die sicherste und erfolgreichste Variante raushat. Daher sind ganz unterschiedliche Bewegungsstile möglich, leichtes Latschen, Schlendern oder Tapsen zum Beispiel. Die können sogar bis ins Erwachsenenalter bleiben, sind aber nicht krankhaft, sondern eine persönliche Note. Gut und sicher von A nach B gelangt man so auch.

89 Jedes Kind muss sportlich sein

→ Schon mit ihrem Baby machen viele Eltern »Turnübungen«: Die seien wichtig, um eine sportliche Begabung beim Kind auszubilden, sagen sie, und bewegen die Beine ihres Kindes wie beim Strampeln, drehen es, ziehen es in den Sitz hoch und dergleichen mehr. Aber ein Säugling braucht noch keinen Turnlehrer! Er braucht nur Gelegenheit, sich frei zu bewegen und sich dabei weiterzuentwickeln. Also RAUS AUS DER WIPPE und rauf auf die Krabbeldecke, hier wird ein Baby selbst Gleichgewicht und Gelenkigkeit erproben! Ein Leistungssportler hat einmal versucht, einen Tag lang die Bewegungen eines zehn Monate alten Babys nachzumachen. Er hat nicht durchgehalten …

Später, bei den Vorsorgeuntersuchungen für drei- und vierjährige Kinder, werden diese gebeten, ein wenig zu »turnen«, zum Beispiel auf einem Bein zu hüpfen. Wenn ein Kind das dann nicht kann, ist das den Eltern unangenehm. »Was kann ich tun?«, fragen sie mich. Ich sehe aber keinen akuten Handlungsbedarf. Solange ein Kind sicher laufen kann und auf anderen Gebieten gut entwickelt ist, wird es das Leben meistern, und darauf kommt es schließlich an. Es ist einfach nicht jeder Mensch total sportlich. SPORTLICHE BEGABUNG und Interesse an Bewegung sind auch Veranlagung. Sie werden allerdings auch durch die Interessen und Gewohnheiten der Familie bestimmt: Wenn alle die Freizeit mit Chips vor dem Bildschirm verbringen, kann man vom Nachwuchs nicht viel Interesse an Sport erwarten. An sich bewegt sich aber jedes gesunde Kind gerne. Geben Sie Ihrem Kind Gelegenheit dazu – ohne Leistungsdruck. Machen Sie mit! Sicherlich tut es Ihnen selbst auch gut – ein Kind hat schon so manches Paar »auf Trab« gebracht.

Vielleicht wird Ihr Kind kein eleganter Turner, aber ein ordentlicher Fußballer, ein ausdauernder Wanderer oder geschickter Radfahrer. Hier zeigen sich die persönlichen Vorlieben manchmal erst später.

Möchten Sie »etwas tun«, melden Sie Ihr Kind in einer Kinderturngruppe an, diese gibt es bei vielen Sportvereinen. Das macht den meisten Kindern Spaß. Ganz wichtig ist hier das GEMEINSCHAFTSGEFÜHL: »Dabei sein ist alles!« Hier kann Ihr Drei- oder Vierjähriges mit der Zeit auch an Geschicklichkeit gewinnen. Wenn es ihm Spaß macht, prima. Wenn nicht, zwingen Sie es nicht, damit nehmen Sie ihm nur die Lust an Bewegung.

Eine Sehschwäche kann gelegentlich auch die Ursache für Ungeschicklichkeit sein (siehe Seite 143). Ein Kind, welches mit der passenden Brille besser sieht, fühlt sich sicherer und kann noch Interesse an sportlicher Betätigung entwickeln.

6

90 Ein Kind sollte mit drei Jahren sauber sein

Selten in meinem Berufsleben fehlen mir die Worte. Ein solcher Moment war, als ich ins Sprechzimmer kam und die Mutter des kleinen Jakob vorfand, wie sie ihr nacktes, urinierendes Baby über mein Handwaschbecken hielt. Sie erziehe ihre Kinder windelfrei, erläuterte sie ohne eine Spur von Verlegenheit. Deshalb sei ihre Große auch mit einem Jahr schon trocken gewesen.

Dass Eltern von Babys ganz ohne Windeln auszukommen versuchen, ist eher selten. Aber dass ihr Kind möglichst frühzeitig lernt, die Toilette zu benutzen, ist ein verständlicher Wunsch vieler Eltern, der nachvollziehbare Anspruch mancher Großeltern und inoffizielle Forderung einiger Kindergärten.

Nur: Vor dem zweiten Geburtstag kann ein Kind naturgemäß seine Blase noch nicht bewusst kontrollieren. Kinder, die in diesem Alter trotzdem schon den Topf oder die Toilette benutzen, wurden von ihren Eltern nach jeder Mahlzeit beobachtet und dann rechtzeitig draufgesetzt. Das ist möglich, aber anstrengend – und noch kein wirkliches »Saubersein«.

Ähnlich wie beim Thema Essen gilt es auch im Bereich der Sauberkeit, Machtkämpfe unbedingt zu vermeiden. Hier verlieren die Eltern ohnehin meist, denn STRESS UND DRUCK GEHEN NACH HINTEN LOS – im wahrsten Sinne des Wortes. Höchstens Belohnungssysteme, etwa ein Wochenplan, in den für gelungene Toilettengänge Smileys oder Sonnen eingetragen werden, können im Einzelfall schon mal unterstützend helfen.

Aber auch ohne Belohnungen fasst jedes Kind irgendwann den Entschluss, jetzt groß genug zu sein, um den Topf oder die Toilette mal auszuprobieren oder die Windel gleich ganz abzustreifen. Je eigenständiger ein Kind diesen Entschluss fasst, desto besser und nachhaltiger klappt es mit dem Sauberwerden. Macht Ihr Kind im Alter von drei bis vier Jahren sein kleines Geschäft schon regelmäßig auf der Toilette, können Sie versuchen, die Windeln ganz wegzulassen – ein paar KLEINE »MALHEURS« müssen Sie dann wahrscheinlich noch in Kauf nehmen. Auch wer mit drei Jahren seine Windel noch nicht ganz ablegen mag, ist also kein Spätentwickler. Jedes Kind hat dabei sein eigenes Tempo und seine ganz persönliche Treffer- und Rückfallquote. Gestehen Sie diese individuelle Entwicklung auch Ihrem Kind zu!

Selbst wenn Ihr Kind tagsüber seine »Geschäfte« schon mehr oder weniger eigenständig erledigt, brauchen Sie als Eltern noch etwas Geduld: In der Nacht kommt ein Kind in der Regel erst ein ganzes Jahr später ohne Windel beziehungsweise Einnässen klar. Erst dann kann man von der Fähigkeit zur erfolgreichen Darm- und Blasenkontrolle sprechen.

Mitunter sind äußerst eigenwillige Rituale beim Sauberwerden wichtig: »Mein Sohn zog sich immer für das große Geschäft eine Windel an und versteckte sich hinter dem Vorhang«, »Meine Tochter brauchte immer Publikum auf der Toilette und hielt im Sitzen große Reden vor ihren Freundinnen oder ihrem Bruder«, so erzählte eine Mutter mir von ihren Erfahrungen. Andere Kinder setzen erst ihr Stofftier aufs Klo oder verlangen nach immer derselben Hörkassette beim »Geschäft«.

91 Wer beim Sprachtest durchfällt, braucht Logopädie

→ Mit dieser Sorge kommen jedes Frühjahr viele bekümmerte Eltern in meine Sprechstunde. Aber ihre Kinder sind keineswegs alle therapiebedürftig.

Seit einigen Jahren gibt es in allen deutschen Bundesländern die »Sprachstandserhebung«: Vierjährige werden im Kindergarten daraufhin getestet, wie gut sie Deutsch sprechen können. Damit reagieren Bildungspolitiker auf die zunehmenden Sprachprobleme, die Kinder und Jugendliche heutzutage in der Schule aufweisen, sei es aufgrund von übermäßigem Fernsehkonsum, Mangel an Kommunikation oder Migrationshintergrund. Man möchte die verbleibenden zwei Jahre bis zur Einschulung nutzen, um Defizite frühzeitig auszugleichen. Da das Ganze EINE PFLICHTVERANSTALTUNG im Vorgriff auf die Schulpflicht ist, müssen Lehrer diese Sprachstandserhebung durchführen.

Bei den Tests (je nach Bundesland unterschiedlich) müssen Kinder zum Beispiel Quatschwörter und sinnlose Sätze nachsprechen. Kreativität und Alltagsnähe sind kaum gefragt. Der VORFÜHREFFEKT wird in der Testsituation oft völlig außer Acht gelassen: Warum sollte ein Vierjähriger mit der fremden Frau ein langweiliges Spiel spielen oder sinnlose Worte nachsprechen? Schon gibt es null Punkte, durchgefallen. Die Eltern sind entsetzt: »Gleich die erste Prüfung im Leben hat mein Kind nicht bestanden!«

Mit dem Verfahren soll ein pädagogischer Sprachförderbedarf ermittelt werden. Man will herausfinden, ob das Kind an einem Sprachkurs im Kindergarten teilnehmen muss, um richtig Deutsch zu lernen. Bei einem schlechten Testergebnis wird unter Umständen auch Logopädie empfohlen – das ist aber eine therapeutische Maßnahme zur Behandlung von Sprachentwicklungsstörungen, also von

6

nicht mehr als normal einzuordnenden Sprach- und Sprechproblemen trotz ausreichendem Sprachanreiz im Umfeld. Hierzu gehören beispielsweise eine verzögerte sprachliche Entwicklung, Ausspracheprobleme und Stottern. Es ist durchaus möglich, dass eine therapiebedürftige Störung beim Sprachtest zum ersten Mal auffällt, zusätzlich kann die SPRACHFÖRDERUNG im Kindergarten zur Sprachentwicklung beitragen. Aber um zu erkennen, ob ein Kind Logopädie benötigt, ist die Sprachstandserhebung wenig hilfreich. Hier ist vielmehr der Kinderarzt in Zusammenarbeit mit dem Logopäden gefragt, um mit den Eltern über eine Entscheidung zu beraten.

Die Sprachtests bringen einige Verwirrung darüber, was ein Kind wirklich braucht:

→ Manche Kinder haben eine Entwicklungsstörung beim Sprechen, etwa ein Ausspracheproblem, das eine Therapie beim Logopäden erforderlich macht. Sie bestehen aber den Sprachtest, weil sie die Sprache an sich altersentsprechend beherrschen. Das freut die Eltern: Ihr Kind muss keinen »Sprachkurs« im Kindergarten mitmachen, und an die logopädische Therapie müssen sie vermeintlich auch nicht denken.

→ Für andere Kinder, die mangels Förderung die Sprache nicht altersentsprechend beherrschen und im Sprachtest durchfallen, wird Logopädie empfohlen, obwohl sie gar kein entsprechendes Problem haben. Gerade für solche Kinder wären SPRACHANREIZE in Form eines »Sprachkurses« sinnvoll!

AUS DER FORSCHUNG

Flächendeckende Sprachtests

Bei den ersten der PISA-Studien (die seit 2000 alle drei Jahre im internationalen Vergleich über den Bildungsstand 15-jähriger Schüler Auskunft geben) stellte sich heraus, dass sich Deutschlands Schüler im unteren Drittel der 31 getesteten Staaten befinden. Da die sprachlichen Fertigkeiten bis zur Einschulung ausschlaggebend für den schulischen Erfolg sind, ist die Kindergartenpädagogik ins Visier der bildungspolitischen Debatte geraten. Alle Bundesländer haben mittlerweile mit der Ermittlung der sprachlichen Kompetenzen von Kindern in Sprachstandserhebungen begonnen.

Mein Rat an Sie als Eltern lautet, die Sprachstandserhebung nicht überzubewerten. Selbst wenn Ihr Kind Ihrer Meinung nach besser spricht, als das Testergebnis hergibt, schadet es ihm nicht, bei der Sprachförderung mitzumachen. Denn die MACHT ALLEN KINDERN SPASS.

Eltern und Erzieher sollten sich ansonsten viel mehr auf ihre Beobachtungen im Alltag verlassen. Im Zweifel kann der Kinderarzt abschätzen, ob die Sprachentwicklung normal verläuft. Benötigt Ihr Kind Logopädie, reichen manchmal schon wenige diagnostische Sitzungen und Elternberatungen, um das Problem zu lösen. Der Logopäde kann Ihnen einfache Übungen zeigen, die Sie zu Hause mit Ihrem Kind machen können.

In jedem Fall sollten Sie Ihr Kind im Alltag fördern, indem Sie viel mit ihm sprechen – in »Erwachsenensprache«, aber in gut verständlichen, korrekten Sätzen. Indem Sie mit ihm gemeinsam Bilderbücher anschauen, ihm vorlesen, gemeinsam Puzzles legen … Sprechenlernen ist ein natürliches Bedürfnis von Kindern, und am besten geht es im Alltag.

92 Mein Kind muss rechtzeitig fit für die Schule sein

»Meine Tochter kann noch nicht einmal ihren Namen schreiben. Dabei soll sie doch nächstes Jahr eingeschult werden. Können Sie ihr nicht eine Therapie verschreiben?«, bittet mich die Mutter der fast sechsjährigen Emma.

6

Manche Eltern wollen mit therapeutischer Hilfe die Entwicklung ihres Kindes vorantreiben. Andere möchten dagegen, dass ihr Kind noch ein Jahr länger im Kindergarten bleiben kann. Das wäre in manchen Fällen auch sinnvoll, denn es sind eben NICHT ALLE SECHSJÄHRIGEN SCHON WEIT GENUG in ihrer Entwicklung, um in der Schule von Anfang an klarkommen zu können. Es ist aber politischer Wille, alle Kinder im gleichen Alterszeitraum einzuschulen, egal wie ihr Entwicklungsstand ist. Auch wird die Altersgrenze für die Schulpflicht in allen deutschen Bundesländern nach und nach heruntergesetzt.

Nur in besonders begründeten Einzelfällen haben Schulärzte (und nicht der »eigene« Kinderarzt) noch die Möglichkeit, ein Kind für ein Jahr zurückzustellen.

Wenn ein Kind in seiner Entwicklung ein gemächlicheres Tempo anschlägt, kann es passieren, dass es vom ersten Tag an in der Schule Überforderung erlebt. Das kann verheerende Auswirkungen auf sein SELBSTWERTGEFÜHL haben und sich durch seine gesamte Schullaufbahn ziehen: Man stelle sich vor, ein Kind geht zehn oder zwölf Jahre lang mit dem Gefühl ins Bett, an diesem Tag schon wieder in der Schule »versagt« zu haben! Nicht wenigen geht es so. Dies ist häufig auch die Ursache für Konzentrationsstörungen, auffälliges Sozialverhalten oder psychosomatische Beschwerden wie etwa ständiges Bauchweh. Auch eine Klasse wiederholen zu müssen ist schon in der Grundschule eine große Niederlage für ein Kind, aber auch für seine Eltern.

Später werden es Kinder, die schon so früh in ihrem Leben von Überforderung betroffen waren, vermutlich schwer haben, ein erfolgreiches Berufsleben aufzubauen. Dabei hätten sie vielleicht nur ANFANGS ETWAS MEHR ZEIT gebraucht! Wie viel einfacher wäre es, wenn wir diesen Kindern mehr Zeit zugestehen und sie später einschulen könnten. Aber das wird uns ja heutzutage so schwer gemacht. Ich frage mich sehr oft, warum wir die Kinder nicht etwas länger Kind sein lassen!

Bei der Schuleingangsuntersuchung kann dem Kind auch ein besonderer Förderbedarf attestiert werden. Dann schlägt der Schularzt Förderschulen mit unterschiedlichen Schwerpunkten, zum Beispiel eine Sprachheilschule, vor. Das löst bei den meisten Eltern Panik aus, denn auf die »Sonderschule« soll das Kind natürlich nicht. »Dann ist die Schulkarriere ja direkt im Eimer, und ein guter Beruf ist später nicht möglich.« Ich habe für diese Sorge volles Verständnis. Allerdings sind mir glückliche Kinder in Förderschulen lieber als überforderte Kinder in der Regelschule mit 30 Kindern in der Klasse. Glückliche Kinder können sich eher weiterentwickeln, und dann können sie von der Förderschule auch zu einem späteren Zeitpunkt noch auf die »Normalschule« wechseln. Meist appelliere ich aber an Eltern und Pädagogen: VERSUCHT ES DOCH ERST EINMAL MIT DER REGELSCHULE, vielleicht überrascht euer Kind euch ja! Traut ihm etwas zu! Ich habe oft erlebt, wie Kinder plötzlich über sich hinausgewachsen sind und keines der befürchteten Schulprobleme hatten.

Die Schule kann ein Kind aber nicht nur überfordern, sondern auch unterfordern. Vielleicht ist Ihr Kind ja schneller in seiner Entwicklung als die meisten Gleichaltrigen. Dann langweilt es sich in der Schule wahrscheinlich schnell, und es fehlt ihm deswegen an Motivation, sodass seine Leistungen darunter leiden. Hier kann eventuell eine FRÜHERE EINSCHULUNG sinnvoll sein. In Deutschland kann jeder theoretisch zu jedem Zeitpunkt (auch schon mit drei Jahren!) sein Kind zur Einschulungsuntersuchung beim Gesundheitsamt anmelden; dann testet die Schulärztin oder der Schularzt und entscheidet, ob das Kind bereits schulreif ist. Allerdings scheint mir die Zahl wirklich hochbegabter Kinder deutlich niedriger zu sein, als viele Eltern denken. Sechsjährige, die mit der Schule nicht ausgelastet sind, können von zusätzlichem »Hirnfutter« profitieren, etwa dem Erlernen eines Musikinstruments. Dies sollte aber der ausdrückliche Wunsch Ihres Kindes sein, zwingen Sie es nicht dazu!

Auch bei der Frage nach der weiterführenden Schule nach der Grundschule empfehle ich übrigens, den Anspruch an das Kind nicht zu hoch zu hängen und die Schulentscheidung nicht zu sehr aufzubauschen. So schicksalhaft ist sie auch wieder nicht: Es gibt im späteren Leben immer wieder die Möglichkeit, die Entscheidung zu korrigieren. Wieder steht für mich die ZUFRIEDENHEIT des Kindes im Vordergrund und dass sein Selbstwertgefühl nicht aufgrund von ständigen Misserfolgen leidet. Ein Realschüler kann zum Beispiel später noch Abitur machen – oder eine gute Ausbildung, die ihm Spaß macht.

TIPP

Fachgerechter Entwicklungstest

Wenn Sie bei Ihrem Kind eine aktuelle oder drohende Über- oder Unterforderung in der Schule vermuten, ist eine ausführliche Entwicklungs- oder Intelligenztestung sinnvoll. Sie sagt Ihnen, wo Ihr Kind wirklich in seiner Entwicklung steht, und Sie können entsprechend reagieren. Es gibt ausreichend erforschte und abgesicherte Testverfahren. Solche Testungen können sogenannte Sozialpädiatrische Zentren (SPZ) durchführen. Fragen Sie Ihren Kinderarzt nach einem SPZ in Ihrer Nähe.

93 Fernsehen fördert die Sprachentwicklung

→ Dass Fernsehen das Sprechenlernen unterstützt, hörte ich von in Deutschland lebenden ausländischen Eltern, die ihrem Kind einen Fernsehsender aus ihrer Heimat einstellen, damit es die Muttersprache der Eltern besser lernt. Aber auch von deutschen Eltern, wobei ich unsicher bin, ob sie das wirklich glauben oder eine Entschuldigung dafür suchen, dass sie ihr Kind vor den Fernseher setzen. Denn wahrscheinlich tun sie es, wie fast alle Eltern, um etwas Ruhe zu haben.

Fernsehen fördert die Sprachentwicklung nicht. Ein Kind lernt sprechen, indem man mit ihm spricht: über Alltagsdinge, beim Spielen, beim Bilderbuchanschauen. Intuitiv passen Eltern sich dem Tempo ihres Kindes an, antworten, fragen nach, wiederholen. Das bietet Fernsehen nicht, auch nicht die wertvollsten Kindersendungen. Die sind zudem selten geworden: Immer schneller werden die Bilder, immer hektischer das Gesprochene, die Geräusche, die Musikfetzen. Das kindliche Gehirn kann nichts davon speichern oder verarbeiten. Das Kind wird quengelig und weiß nach dem Fernsehen eine Weile nichts mit sich anzufangen.

Es wäre aber utopisch, Ihr Kind völlig vom Fernsehen fernhalten zu wollen, zumal wenn Sie selbst gerne gucken. Vielleicht funktioniert das in den ersten drei Lebensjahren noch, dann können Sie den Fernseher anschalten, wenn Ihr Kind schläft. Später jedoch wird es DIE VIELEN BUNTEN BILDER auch sehen wollen. Nicht schlimm: Fernsehen mag nicht nützen, aber in Maßen schadet es auch nicht. Meine Empfehlung, die ich Eltern bei den Vorsorgeuntersuchungen mitgebe: Lassen Sie Ihr drei bis sechs Jahre altes Kind nicht länger als 30 Minuten pro Tag gucken. Ein eigener Fernseher gehört nicht ins Kinderzimmer.

Ist Ihr Kind eher ein gelassener Fernsehkonsument, können Sie es seine Lieblingssendung auch mal allein ansehen lassen und die Zeit zum Beispiel für den Haushalt nutzen. Bleiben Sie aber ansprechbar! Reagiert Ihr Kind dagegen empfindsam, erschrickt beim Fernsehen leicht und wird schnell ängstlich, bleiben Sie lieber dabei. In diesem Fall scheint ihm jedoch das Fernsehen nicht gut zu tun – nutzen Sie lieber die 10 bis 20 Minuten, um ihm etwas vorzulesen. Das gibt

Ihrem Kind eine Extraportion Geborgenheit und Nähe, und es fördert im Gegensatz zum Fernsehen wirklich seine Sprachentwicklung.

Auch wir haben unseren Nachwuchs schon vorm Fernseher geparkt, etwa um ein wichtiges Telefonat in Ruhe zu führen. Aber unsere Kinder bekamen als Fernsehangebot lange nur das »Sandmännchen«. Wir haben Kinderfilme auf DVD, die wir kennen – und unsere Kinder auch. Sie schauen sie gern immer wieder an, sodass man auch mal unterbrechen kann. Länger als die vereinbarten 20 bis 30 Minuten pro Tag dürfen sie nur in Ausnahmefällen gucken, etwa wenn sie krank sind. Bisher gibt es bei uns keinen Streit rund um den Fernsehkonsum.

Viele Eltern argumentieren, dass Kinder früh ERFAHRUNG MIT MEDIEN brauchen. Aber Medienkompetenz im Sinne von kritischem Umgang mit Medien kann ein Vor- oder Grundschulkind noch nicht entwickeln. Kleine Kinder müssen sich auch nicht über das Tagesgeschehen informieren. Möchte oder soll Ihr Schulkind das tun, schauen Sie mit und sprechen mit ihm über das Gesehene.

Jeder kann zur rechten Zeit mit Medien, auch mit Computer und Co, umgehen lernen, ob er sich als Kind schon damit beschäftigt hat oder nicht. Außerdem sind Medien heute allgegenwärtig, und Ihr Kind wird mit allem, was es so gibt, mal in Kontakt kommen. Wenn nicht daheim, dann bei Nachbarn, Freunden und Verwandten. Das können Sie nicht verhindern, es ist aber auch kein Grund zur Sorge. Wenn zu Hause nicht von früh bis spät der Fernseher läuft, wird das Kind nicht gleich »fernsehsüchtig«, wenn es beim Nachbarn mal gucken darf.

6

AUS DER FORSCHUNG

Fernseher, Playstation und Aggressionen

Eine neuere Studie bestätigt: Je mehr Zeit Kinder vor Fernseher oder Playstation verbringen, desto mehr neigen sie zu Übergewicht (durch Bewegungsmangel) und auffälligem, aggressivem Verhalten, und umso schlechter sind ihre Schulnoten. Jungen sind häufiger betroffen als Mädchen. Kinder mit eigenem Fernseher im Zimmer sehen viel öfter verbotene Sendungen oder machen Gewaltspiele. Das Fazit der Studie: »Ein Übermaß an Medienkonsum macht dick, dumm, krank, traurig und vielleicht auch aggressiv.«

Wege und Irrwege in der Erziehung

Hausaufgabenstress, Ärger mit Zappelphilipps und Tyrannen, Machtfragen, zu alledem noch fragwürdige Experten, die eine engmaschige Überwachung allen kindlichen Handelns und Denkens fordern: Eltern haben heute scheinbar nicht viel zu lachen, Kinder ebenso wenig. Denn wie kann sich jemand gut entwickeln, der STÄNDIG AUF DEM PRÜFSTAND ist? Hören wir auf, an unseren Kindern »herumzuschrauben«, begleiten wir sie lieber achtsam ins Leben! Sie und Ihr Kind werden sich dabei einem Wechselspiel von Nähe und Distanz stellen müssen, das zu allen zwischenmenschlichen Beziehungen gehört.

94 Ich muss mit meinem Kind Hausaufgaben machen

»Finn macht nur seine Aufgaben, wenn ich daneben sitze – das kostet mich unendlich viel Zeit und Mühe«, klagt Finns Mutter bei der U10, der Vorsorgeuntersuchung im Alter von 7 bis 8 Jahren. »Ich habe ja selbst damit angefangen. Aber wenn ich mich da jetzt rausziehe, macht er keinen Handschlag mehr. Das Gymnasium können wir dann vergessen.«

Da Finns Mutter mit der Situation so gar nicht froh ist, ihre Beziehung zu Finn belastet sieht und schon mit Schrecken an die Einschulung des jüngeren Sohnes denkt, rate ich ihr trotzdem, sich da nach und nach herauszuziehen. Ich empfehle allen Eltern, ihren Kindern möglichst viel Eigenständigkeit bei ihren Aufgaben einzuräumen. Wenn Ihr Kind den Eindruck hat, es überwiegend selbst zu schaffen, wird es SEHR STOLZ sein. Mit diesem Stolz wachsen Selbstvertrauen, Selbstwertgefühl – und Ehrgeiz. Erstklässler freuen sich in der Regel auf die Schule und finden die ersten Hausaufgaben noch spannend! Die Lehrer beginnen zunächst sehr behutsam, sodass die Aufgaben meist gut zu schaffen sind.

Sitzen Sie dagegen immer neben Ihrem Kind und helfen ihm, wird es sich darauf verlassen und kaum selbstständig lernen. Zudem kann der Lehrer bei den mit Ihrer Hilfe erledigten Aufgaben nicht sehen, ob Ihr Kind den Stoff verstanden hat.

Manche Eltern, die sich nach und nach vom Hausaufgabenmachen zurückgezogen haben, berichten mir überrascht, dass ihr Kind nach einer gewissen Umstellungsphase nun ohne ihre Hilfe klarkommt und auch nicht länger braucht als vorher.

Hier die wichtigsten Tipps, um Hausaufgabenstress von vornherein zu vermeiden:

→ Ermuntern Sie schon Ihr Kleinkind dazu, seine Sachen in Ordnung zu halten, etwa mit bunten Kisten für verschiedene Spielzeuge. Geben Sie ihm KLEINE AUFGABEN, etwa eine bestimmte Topfpflanze zu gießen. Dann wird das Erledigen seiner Angelegenheiten auch später eine Selbstverständlichkeit sein.

→ Schaffen Sie Ihrem Schulkind gute Bedingungen zum Hausaufgabenmachen: Ein ruhiger, gut gelüfteter Arbeitsplatz mit guter Beleuchtung und genügend Fläche, um die benötigten Materialien auszubreiten, ist wichtig. Halten Sie Ihr Kind dazu an, seinen Schreibtisch ordentlich zu halten. Im Gegenzug sorgen Sie dafür, dass zum Beispiel jüngere Geschwister nicht beim Hausaufgabenmachen stören.

→ Wenn Ihr Kind nach dem Mittagessen zu müde ist, um zu lernen, machen Sie erst einmal zusammen einen Spaziergang, lassen es im Garten spielen oder einen Mittagsschlaf machen. Bestehen Sie aber auf einer festen Uhrzeit, zu der es täglich mit den Aufgaben beginnt. So vermeiden Sie, dass es den ganzen Nachmittag daran denkt, dass es ja abends noch die »blöden Hausaufgaben« machen muss.

→ Helfen Sie nur, wenn Ihr Kind Sie darum bittet. Wenn Sie Zeit haben und die Aufgabe lösen oder erklären können, versuchen Sie das. Geraten Sie an Ihre Grenzen, TÜFTELN SIE RUHIG EIN WENIG ZUSAMMEN oder bitten Ihr Kind, Ihnen zu erklären, worum es geht. Dabei kommen Kinder oft doch noch zur richtigen Lösung. Falls nicht, soll Ihr Kind dem Lehrer sagen, dass es die Aufgabe nicht verstanden hat, und ihn bitten, sie noch mal zu erklären. Notfalls müssen Sie auch selbst mit dem Lehrer reden.

Ein entspanntes Zusammenleben mit Ihrem Kind, die Möglichkeit, sich zwei Stunden Stress am Tag zu ersparen, ist doch einen Versuch wert, oder? Ein Kind, dem Sie Vertrauen entgegenbringen, wird dieses nicht enttäuschen.

6

95 Lebhafte Kinder haben ADHS

»Kevin ist so zappelig. Er fängt in fünf Minuten drei Sachen an und lässt dann alles liegen, springt wieder auf und tobt herum. Ich glaube, er hat ADHS!«, befürchtet die Mutter des Zweieinhalbjährigen in der Sprechstunde.

Viele Eltern mit sehr temperamentvollen oder verträumten Kindern sorgen sich und sprechen den Kinderarzt auf ADHS beziehungsweise ADS an, also auf das Aufmerksamkeitsdefizitsyndrom mit oder ohne Hyperaktivität. Für kindliches AD(H)S kann niemand etwas. Es handelt sich um eine neurobiologische Störung, eine sogenannte Neurotransmitter-Dysregulation: Bestimmte Botenstoffe im Gehirn (Neurotransmitter) übertragen Informationen nur eingeschränkt, deshalb sind AUFMERKSAMKEIT UND REIZFILTERUNG gestört. Das wirkt sich in Konzentrationsschwäche, bei ADHS auch in Impulsivität und Hyperaktivität aus. Es ist keine anerzogene Verhaltensstörung, sondern in der Genetik eines Menschen angelegt, es vererbt sich also. Man hat es das ganze Leben lang, und es gibt das nicht erst seit wenigen Jahrzehnten (siehe Kasten rechts).

Die Diagnosestellung ist schwierig, sie sollte vom Kinderpsychiater oder Kinderpsychologen durchgeführt werden anhand von Fragebögen und Testverfahren. Etwa fünf Prozent aller Kinder zwischen 6 und 17 Jahren sind betroffen. Es gibt gute Verhaltenstherapien, die durch eine behutsame Medikation unterstützt werden können. Hier hilft der Kinderpsychiater den Eltern weiter. Therapierte Kinder werden ruhiger und zufriedener und kommen in der Schule besser mit.

Aber: Nicht jedes temperamentvolle oder sehr verträumte Kind hat ADHS oder ADS. Bei unter Sechsjährigen wird diese Diagnose ohnehin nicht gestellt, weil im Kleinkindalter noch nicht sinnvoll zwischen dem NORMALEN ALTERS-GEMÄSSEN VERHALTEN und einer Erkrankung unterschieden werden kann. Der Mutter des kleinen Kevin jedenfalls kann ich vermitteln, dass sein Verhalten mir ganz normal erscheint – er ist eben lebhaft. Wenn es eine Zeit gibt, in der ein Mensch sprunghaft und wild oder verträumt und fantasievoll sein darf, dann doch das Kleinkindalter! Wappnen Sie sich mit Geduld – schließlich haben Sie ein Kind gewollt und keinen kleinen Erwachsenen.

Warum aber ist die Angst vor AD(H)S so groß? Vielleicht weil es schwierig ist auszumachen, zu welchem Zeitpunkt wirklich eine Störung vorliegt. Das verunsichert. Eine repräsentative Umfrage zeigte: 44 Prozent der Väter und Mütter haben am meisten Angst davor, dass ihr Kind an AD(H)S erkranken könnte, mit Abstand gefolgt von Asthma (32 Prozent) und weiteren chronischen Erkrankungen.

Oft reagieren Kinder in Stresssituationen mit verschiedenen Auffälligkeiten, etwa bei einem Umzug, wenn ein neues Geschwisterchen kommt, beim Kindergartenstart oder bei dauerndem Streit zwischen den Eltern. Die Kinder werden dann ungewohnt lebhaft, aggressiv oder ziehen sich plötzlich extrem zurück – je nach Typ. Bei SENSIBLEN KINDERN reichen auch schon »kleinere« Anlässe für eine Phase solchen Verhaltens. Liegt eine »äußere« Ursache klar auf der Hand, ist es wenig sinnvoll, jetzt AD(H)S diagnostizieren zu wollen. Zu oft wird das Medikament Ritalin, das bei einem tatsächlich vorliegenden ADHS in Ordnung ist, aufgrund einer Fehldiagnose und dem Wunsch nach »Ruhigstellung« verordnet!

AUS DER PRAXIS

Kein neues Phänomen

AD(H)S gab es wohl schon immer, wenn auch nicht unter diesem Namen: Heinrich Hoffmann, der Autor des 1845 erschienenen »Struwwelpeter«, war Arzt, auch für Jugendpsychiatrie. Er beschreibt in seinem Buch Kinder mit Auffälligkeiten, darunter Erscheinungsformen des Aufmerksamkeitsdefizitsyndroms. Den Zappelphilipp und den Hans Guck-in-die-Luft kannte man also schon damals! AD(H)S ist keine typische Krankheit der heutigen Zeit, keine »Modediagnose«, keine anerzogene Verhaltensstörung. Es ist aber in unserer leistungsorientierten Gesellschaft besonders schwer, damit klarzukommen, zumal Kinder in der Schule auf allen möglichen Gebieten etwas leisten müssen. Im Erwachsenenalter fällt ADHS nicht mehr so auf, da Betroffene sich ihre berufliche Nische suchen, kreativ-künstlerisch oder als Vertreter oder Verkäufer. Menschen mit ADHS sind offen und kommunikativ, sie gelten als sensibel und nicht nachtragend.

6

96 Kinder sind Tyrannen

»Ich komme mit Marvin einfach nicht mehr klar.« – »Tine macht, was sie will, und hört überhaupt nicht auf mich.« – »Meinen Sie, ich sollte mit Becky mal zum Kinderpsychologen?« Eltern, die sich Beratung in Erziehungsfragen wünschen, machen meist einen Termin ohne Kind aus, um mir ihr Leid zu klagen.

Oft geht es ums Thema Macht in der Familie: Ob Eltern ihr Kind pausenlos in einer Art Dauerkampf zurechtweisen oder es mit einer enttäuschten und entnervten Haltung »gewinnen lassen«, niemand ist damit glücklich. Den Kindern ist die Freude und Zufriedenheit genommen, die sie empfinden, wenn sie mit den Eltern im Einklang sind. Jedes Kind braucht das Gefühl, in der Familie aufgehoben und AKZEPTIERT zu sein. Den Eltern fehlt die Harmonie ebenso.

Kinder handeln in den Augen Erwachsener oft selbstsüchtig, unhöflich, unvernünftig und irrational. Sie sind aber keine Tyrannen – sie sind Kinder. Sie handeln kindlich und können (noch) nicht anders. Unordnung, überbordender Forschergeist, überschießende Energie, Träumerei, Trödeln, Nicht-Hören, Quengeln, Krach und Wutanfälle: So sehr uns das oft nervt, es ist normales kindliches Verhalten.

Thema neuerer Publikationen ist eine nicht so neue Theorie: Ein Kind sei von Natur aus böse und habe in der heutigen orientierungslosen Gesellschaft kaum eine Chance, gut zu werden. Kinder seien rein triebbestimmt und auf ihren Vorteil aus. Da müssten die Erwachsenen hart gegensteuern. Auf dieser Grundlage entwickelte sich schon in früheren Zeiten all das, was wir heute als SCHWARZE PÄDAGOGIK bezeichnen: Abhärtung, Unterordnung, Gefügigmachen bis hin zu körperlicher und seelischer Gewalt. Viele Eltern sagen mir, dass diese Theorie ihnen nicht hilft. Im Gegenteil: Sie werden argwöhnisch gegen die eigenen Kinder und fühlen sich zu einem Verhalten angeleitet, das ihnen nicht entspricht.

Ich lege Eltern eine andere Sichtweise nahe, die ebenfalls schon seit Längerem vertreten wird. Sie beinhaltet den Grundsatz, der Mensch sei von Natur aus gut und der Erzieher habe zur Aufgabe, dieses Gute zu erkennen und zu bestärken: durch

Schaffen einer Atmosphäre, in der Gutes gedeihen kann. In der man authentisch ist, offen miteinander umgeht, einander vertraut und sich gegenseitig respektiert, den anderen annimmt. Ich empfehle auch gerne, Unterstützung zu suchen, etwa bei einer Erziehungsberatungsstelle oder durch den Besuch eines Elternkurses. Aus eigener guter Erfahrung rate ich zu personenzentrierten, nach der individuellen Problematik ausgerichteten Kursen wie dem »Gordon-Familientraining«. Ebenfalls empfehlenswert: der Kurs »Starke Eltern – starke Kinder«, den der Deutsche Kinderschutzbund anbietet (Adresse siehe Seite 170). In einem solchen Kurs können Sie Ihre individuelle Situation betrachten. Sie bekommen Anstöße, den Umgangston in der Familie zu ändern und die Kommunikation zu verbessern. Ein Schwerpunkt liegt darauf, bei Konflikten Kompromisse zu finden, mit denen alle leben können. Dabei fühlt sich keiner als Verlierer.

Verhaltenszentrierte Kurse empfehle ich nicht. Da wird normales kindliches Verhalten mit Fehlverhalten gleichgesetzt, das bestraft werden soll. Wenn Sie bei einem Angebot kein GUTES GEFÜHL haben, lassen Sie es sein!

Wirken Sie darauf ein, dass Ihr Sprössling nicht Ihnen und anderen zur Plage wird. Versuchen Sie aber, sich und Ihr Kind nicht ganztägig mit Erziehungsmethoden aufzureiben. Lassen Sie es so viel wie möglich Kind sein. Nehmen Sie es liebevoll an. Sorgen Sie für Räume und Zeiten, in denen es sich austoben darf, in seine Fantasie vertieft sein darf, in seinem eigenen Tempo vorangehen darf. Alles erlauben sollten Sie nicht, Sie müssen aber auch nicht jedes Konfliktfeld betreten.

Viele Eltern denken, sie müssten immer gleich reagieren und »konsequent« sein. Aber Eltern sind auch nur Menschen: Worüber Sie an einem Tag gelassen hinweggehen, kann Sie am anderen Tag AUF DIE PALME bringen. Sprechen Sie mit Ihrem Kind darüber! Zeigen Sie sich authentisch. Ihr Kind lernt dabei, sich auf unterschiedliche Situationen einzustellen und sein Verhalten anzupassen.

Es gibt natürlich in jeder Familie Regeln, die immer und für alle gelten – etwa Schuhe am Eingang ausziehen, Hände waschen, ausreden lassen … Wo Ihr Zusammenleben mit dem Kind schwierig wird und Sie ängstlich, ärgerlich oder enttäuscht sind, wenn Sie die Dinge so laufen lassen, da sollten Sie gegensteuern. Verhält Ihr Kind sich so, dass es in Gefahr gerät, oder so, dass sein Verhalten Sie und/oder andere massiv stört oder ihnen schadet, verletzt es Mitmenschen mit Worten oder Taten, dann müssen Sie sich durchsetzen.

6

97 Mein Kind ist manchmal so boshaft

»Lena bockt, zickt und tut nie, was ich von ihr will. Sie will mich doch nur ärgern, das macht ihr wohl Spaß!«, klagt die Mutter der Dreijährigen verbittert. »Und das macht sie nur bei mir«, fügt sie entnervt hinzu, »bei allen anderen Leuten ist meine Tochter das reinste Lämmchen!«

Solche Klagen höre ich von Eltern, deren Kind gerade eine schwierige Phase durchmacht. Dann lege ich ihnen zuerst eine positive Betrachtungsweise nahe: »Von allen Menschen hat Ihr Kind Sie am liebsten! Deshalb zeigt es sich Ihnen so, wie es ist, während es sich woanders vielleicht verstellt. Ihr Kind ist nicht boshaft oder will Sie ärgern, es vertraut Ihnen. Verstehen Sie das als Kompliment!«

Jedes Kind möchte von seinen Eltern geliebt werden. Jedes Kind möchte in seiner Familie zu Hause sein. Es will keinesfalls die Eltern »nur ärgern«. Statt von einer »Trotzphase« spreche ich daher lieber von der AUTONOMIEPHASE unserer Kinder. Sie streben nun nach Selbstbestimmung und empfinden sich deshalb als fremdbestimmt von Mama und Papa (was sie ja irgendwie auch sind). Ein Kind will sich dann mit drastischen Maßnahmen wie einem Trotzanfall oder Ausraster unserem Zugriff entziehen, um Dinge allein zu tun oder zu entscheiden. Wo es möglich ist, soll es das auch. Jeder Mensch hat zwei seelisch-geistige Grundbedürfnisse: das nach Liebe und das nach Autonomie. Wird dauerhaft nur eines davon erfüllt – auf Kosten des anderen –, kann das Kind sich nicht gut entwickeln. Entweder wird es, überspitzt gesagt, zum überbehüteten NESTHOCKER an Mamas Rockzipfel oder zum SCHLÜSSELKIND mit zu viel Taschengeld.

Kinder, die trotzig davonstreben, sehen sich im Autonomiedefizit. Kinder, die klammern, fühlen sich im Liebesdefizit. Aufgabe der Eltern ist es, dafür zu sorgen, dass ihr Kind sich nicht in einem dieser Extreme dauerhaft wiederfindet. Zum Beispiel indem sie sich mehr Zeit nehmen oder ihm mehr Eigenverantwortung zugestehen. Auch die Kinder selbst streben ein solches Gleichgewicht an: durch verschiedene »schwierige« Phasen. Die müssen Eltern aushalten lernen.

Um es sich leichter zu machen, versuchen Sie mal probeweise, die Sätze »Er will mich nur ärgern« oder »Sie macht wieder ihre Machtkämpfchen« zu ersetzen durch einen der folgenden Sätze: Er/sie …

→ will groß sein.

→ will mein Vertrauen erfahren.

→ will sich verstanden wissen.

→ will sich gesehen fühlen.

→ braucht heute besonders viel Liebe.

→ hat ein Recht auf schlechte Laune.

→ hat heute schlechte Laune – und ich bin nicht dafür verantwortlich.

Diese Sätze können positive »Türöffner« sein, die sich auf Ihr Verhalten auswirken. So nehmen Sie manches weniger persönlich, können ruhiger bleiben und auch mal eine Situation KREATIV AUFLÖSEN. Wenn Sie sich anders verhalten, kann auch Ihr Kind sich aus seinem eingespielten Verhaltensmuster lösen. Was nicht heißt, dass Sie nachgeben müssen – vielleicht gibt es einen Kompromiss.

Ebenso wenig ist es Ihre Aufgabe, Ihren Nachwuchs ständig krampfhaft aufzuheitern. Sie sollten Ihrem Kind zugestehen, die ganze Gefühlspalette von Freude über Trauer, Angst, Wut und Ärger erfahren zu dürfen.

TIPP

»Gewaltfreie Kommunikation« nach Thomas Gordon

»Widerstand ist annehmbar«, sagt Thomas Gordon (siehe Seite 159). Er leitet Eltern an, kindlichen Widerstand nicht zu brechen, sondern gemeinsam mit dem Kind Lösungen zu finden. Der erste Schritt ist das Aktive Zuhören: Der Elternteil sieht, dass das Kind gerade ein Problem hat. Er benennt dieses Problem, zum Beispiel: »Ich sehe, dass du gerade ärgerlich bist.« Ein zweiter Schritt besteht im Senden von Ich-Botschaften, in denen der Erwachsene sein eigenes Problem benennt, etwa: »Ich mag es nicht, wenn du gegen die Wand trittst, weil ich keine Lust habe, schon wieder zu renovieren.« Diese gewaltfreie und nicht-manipulative Kommunikation kann dazu führen, dass sich der Familienfrieden wieder einstellt. Das klappt auch schon mit Kleinkindern.

6

98 Linkshänder müssen »umerzogen« werden

→ Mit diesem immer noch verbreiteten Irrtum beginnt etwas Grundfalsches: die »Umschulung« eines linkshändigen Kindes auf die rechte Hand. In manchen Elternhäusern findet sie noch statt. Oft sind die Großeltern beteiligt – häufig sind sie selbst umgeschulte Linkshänder und wollen ihr Enkelkind nun ebenfalls dazu bringen, »das schöne Händchen zu geben«. Die sogenannte Händigkeit ist aber IM GEHIRN FESTGELEGT, hier gegenzusteuern würde es in Zuständigkeitskonflikte bringen. Das schadet der gesamten Entwicklung. Konzentrationsprobleme, Sprachprobleme, sogar Persönlichkeitsstörungen sind mögliche Folgen.

Linkshändigkeit findet man in allen Ethnien in einer Häufigkeit von 5 bis 25 Prozent, bei Männern häufiger als bei Frauen. Händigkeit ist unterschiedlich stark ausgeprägt: Einzelne Tätigkeiten werden auch schon mal mit der nicht dominanten Hand ausgeführt. Die Entwicklung der Händigkeit beginnt bereits im Mutterleib: So lutschen mehr Babys in Mamas Bauch am rechten Daumen als am linken.

Höhlenzeichnungen und Handabdrücke an Höhlenwänden weisen darauf hin, dass Linkshändigkeit seit über einer Million Jahren existiert. Die Ursachen für eine Präferenz der rechten oder linken Hand erforscht die Wissenschaft bis heute.

Händigkeit ist angeboren und wird wahrscheinlich vererbt, auch um einige Ecken. In den ersten zwei Lebensjahren kann man sie noch nicht immer sicher bestimmen, im dritten und vierten Jahr wird deutlich, mit welcher Hand das Kind spontan agiert. Sollten Sie, wenn Ihr Kind das Vorschulalter erreicht, noch unsicher sein, welche Hand seine Vorzugshand ist, lassen Sie sich beraten, etwa von einer auf Händigkeit spezialisierten Fachkraft (die findet man unter Psychologen, Ergotherapeuten, Kinderärzten oder Pädagogen). Ist Ihr Kind linkshändig, bedarf es einer besonders achtsamen Begleitung und auch einer gewissen Förderung.

Kinder lernen am meisten durch Nachahmung. Wenn ein linkshändiges Kind ein WEITGEHEND RECHTSHÄNDIGES UMFELD beobachtet, ist es möglich, dass es sich unbewusst anpasst und selbst »umschult«. Das ist nicht gut! Der kleine Linkshänder muss wissen, dass er Linkshänder ist und dass das in Ordnung ist. Erklären Sie das Ihrem Kind, decken Sie seinen Platz am Tisch entsprechend, geben Sie ihm nicht alles gedankenlos in die rechte Hand.

Vom Wasserhahn bis zur Handbremse am Roller sind fast alle Alltagsgegenstände so gestaltet, dass nur Rechtshänder sie mühelos bedienen können. Wir müssen unseren kleinen Linkshändern mehr GEFAHREN ERKLÄREN und sie davor schützen, etwa anfangs am Waschbecken: Bedient ein Kind den Hahn mit links, besteht eine hohe Verbrühungsgefahr, denn links kommt das heiße Wasser!

Beim Schreibenlernen müssen Linkshänder von links nach rechts schreiben, also gegen ihre natürliche Schreibrichtung. Viele neigen anfangs dazu, in Spiegelschrift zu schreiben. Das tat übrigens das Universalgenie Leonardo da Vinci prinzipiell, der Linkshänder war und sich das Schreiben größtenteils selbst beibrachte.

Hier müssen Sie Ihr Kind entsprechend begleiten, durch passende Materialien, ein paar Hinweise zum Arbeiten am Tisch und zur Schreibhaltung. Sie sollten wissen, wie Ihr Kind am besten das Heft vor sich legt und dass links von ihm kein Rechtshänder sitzen sollte. Sie sollten das auch an Kindergarten und Schule weitergeben. Das Thema nimmt in der Ausbildung von Pädagogen wenig Platz ein.

Adressen von Fachkräften und weiterführende Informationen zur Linkshändigkeit erhalten Sie bei der ersten deutschen Beratungs- und Informationsstelle für Linkshänder und umgeschulte Linkshänder. Auf der Website finden Sie auch ein »Merkblatt für das linkshändige Kind in der Grundschule« (Adresse siehe Seite 170).

AUS DER FORSCHUNG

6

Vorteile beim Sport

Im Spitzensport, besonders in Zweikampfsportarten wie Tennis oder Fechten, ist der Anteil an Linkshändern überdurchschnittlich hoch – das liegt vermutlich daran, dass Linkshänder die Bewegungsabläufe von Rechtshändern kennen, weil sie selbst darauf trainiert wurden. Andersherum ist das aber nicht der Fall, was für Überraschungsmomente sorgt und den Linkshändern einen Vorteil bringt. Die in Sportarten wie Fußball, Weitsprung, Hochsprung oder Eiskunstlaufen wichtige Füßigkeit steht übrigens in unmittelbarem Zusammenhang mit der Händigkeit.

99 Tics muss man therapieren

»Wir machen uns echt Sorgen um Mia: Manchmal lutscht sie minutenlang an ihrem Ärmel und kann anscheinend nicht damit aufhören. Da muss man doch was tun, bevor es schlimmer wird, oder?«

Die Eltern fast jeden Kleinkinds berichten irgendwann, ihr Kind habe einen »Tic«: Ständiges RÄUSPERN ODER BLINZELN, Lutschen oder Kauen an Fingern oder Kleidung, Stottern, Lispeln, Sprachfehler, Wortverdreher. Die Tics gehen meist von selbst wieder vorbei. Eine unserer Töchter legte ihren kindlichen Sprachfehler pünktlich zum Kindergartenstart ab. Eine beginnt immer zu lispeln, wenn sie müde wird. Wir stufen das als persönliche Note ein ...

Die Befürchtung der Eltern geht in die Richtung, ihr Kind könnte ein psychisches Problem haben. Das ist möglich. Es gibt Situationen, die unsere Kinder phasenweise verstören und zu auffälligem Verhalten führen können. Wenn ein Kind zum Beispiel NÄGEL KAUT, seit seine Eltern sich getrennt haben, braucht das Kind, braucht die ganze Familie Hilfe, zum Beispiel in einer psychologischen Beratungsstelle. Fragen Sie Ihren Kinderarzt danach.

Aber auch Veränderungen, die Erwachsene nicht als negativ oder gravierend empfinden, können ein Kind verunsichern. Etwa die Geburt eines Geschwisterkindes oder der Kindergartenstart. Solche Veränderungen können dazu führen, dass ein Kind ständig am Daumen lutscht, Nägel kaut, öffentlich masturbiert oder Ähnliches. Manchmal tut ein Kind das aber auch ganz ohne erkennbaren Grund und wirkt gar nicht verstört oder unsicher dabei. »Mein Ärmel schmeckt aber lecker!«, verteidigt es sein Lutschen. »Das macht aber Spaß!«, kommentiert es seine Selbstbefriedigung. »WAS HABEN WIR FALSCH GEMACHT?«, ist trotzdem die ängstliche Frage der Eltern, denen dieses Verhalten peinlich ist.

Gewisse Verhaltensauffälligkeiten scheinen zum Großwerden und allmählichen Reifen dazuzugehören. Nicht immer gibt es einen offensichtlichen Grund. Fast alle Vierjährigen, die ich bei der U8 erlebe, haben eine »schwierige Phase«, die sich bis zur U9 mit fünf Jahren legt. Ins Kleinkindalter fallen zum Beispiel auch problematisches Einschlafverhalten, Alpträume und Ängste vor Monstern im Zimmer – was die Eltern sich nicht erklären können. Ist so eine Phase vorbei, hat das Kind oft einen Entwicklungsschub durchgemacht und wirkt etwas vernünftiger.

Schenken Sie Ihrem Kind viel Zuwendung, das hilft ihm durch solche Zeiten. Geben Sie ihm die Zuwendung nicht nur dann, wenn es sein auffälliges Verhalten zeigt. Stellen Sie den Tic nicht in den Mittelpunkt. Ein peinliches Verhalten sollten Sie aber nicht ignorieren: Ihr Kind hat das Recht, durch eine klare Aussage von Ihnen zu erfahren, dass Sie und andere sich durch sein Verhalten gestört fühlen. Verwenden Sie hierzu ICH-BOTSCHAFTEN: »Das ist mir sehr unangenehm« oder »Ich und andere wollen das nicht sehen«. Ein gutes Beispiel ist das Masturbieren. Je früher ein Kind lernt, dass gewisse Dinge ins Private gehören, umso besser. Je stärker Ihre Bereitschaft ist, Ihr Kind ansonsten so zu nehmen, wie es im Moment ist, umso kürzer werden solche Phasen in der Regel dauern.

Im Zweifel bitten Sie Ihren Kinderarzt um einen Gesprächstermin ohne Kind. Hier haben schon kleine Kinder große Ohren. In der Praxis mache ich immer wieder die Erfahrung, dass selbst ein »angepasstes«, also braves Kind Verhaltensauffälligkeiten zeigt, während die Mutter gerade mit mir über es spricht. Es tritt dann rhythmisch gegen den Tisch oder schreit und singt laut, fällt der Mutter dauernd ins Wort ... Haben Sie also mit dem Arzt noch etwas UNTER VIER AUGEN ZU BEREDEN, sagen Sie das! Er wird es möglich machen.

AUS DER PRAXIS

6

Vorübergehende und chronische Tics

Bei starken Gefühlen wie Ärger oder Freude können sich die Symptome von Tics verstärken, bei Ablenkung und Entspannung lassen sie nach. Deshalb sollten Eltern dem Tic möglichst wenig Beachtung schenken. Erst wenn Tics länger fortbestehen als ein Jahr, spricht man von einer chronischen Störung, wovon rund drei bis vier Prozent aller Kinder betroffen sind. Dann sollte ein Kinder- und Jugendpsychiater die Auffälligkeiten abklären. Kinder können in einer Therapie Strategien zum Umgang mit den Tics erlernen.

100 Mehr als ein Kind
»schaffen« wir nicht

»Tut mir Leid, Herr Doktor, dass ich immer so viele Fragen habe …« Mit einem Augenzwinkern steckt die Mutter des kleinen Stefan nach der Vorsorge ihre umfangreiche Liste wieder ein. *»Stefan ist halt unser Einziger. Das wird er auch bleiben. Mein Mann und ich haben noch mal über ein zweites Kind gesprochen, aber wir brauchen ja auch mein Gehalt …«* Ein tiefer Seufzer.

Diese Entscheidung muss ich Stefans Mutter natürlich selbst überlassen. Als Vater dreier Kinder würde ich ihr aber am liebsten sagen: »Ach, gönnen Sie sich doch noch ein Kind …« Jedes unserer Kinder wurde in eine andere familiäre Situation hineingeboren. Diese Situationen waren nicht alle optimal, auch wirtschaftlich nicht. Aber wie froh sind wir, die Kinder zu haben, wie froh sind wir, dass sie UNSER LEBEN BEREICHERN!

Heute sind Kinder planbar und verhinderbar. Jedes Paar muss irgendwann die Frage der Familiengröße diskutieren. Haben Sie und Ihr Partner sich erst spät gefunden oder erst spät über ein Kind gesprochen, bleibt es vielleicht ohnehin bei einem einzigen. Aber das biologische Zeitfenster fürs Elternwerden beträgt gut 20 Jahre! Legen Sie sich nicht von vornherein auf die ideale Familiengröße fest. Haken Sie das Thema nicht zu früh ab. Auch dann nicht, wenn Ihr Kind ungeplant war und Sie eigentlich einen anderen Lebensentwurf hatten. Warten Sie erst mal ab. Ihre Lebensumstände können sich ändern und mit ihnen auch Ihre Wünsche und Pläne. Eltern werden mit jedem Kind sicherer und gelassener, auch wenn mehrere Kinder zugegebenermaßen anstrengend sind. Aber auch ein einziges Kind ist anstrengend. Der Zuwachs an Freude und schönen Erlebnissen bei jedem Kind ist aber immens!

Das PLUS AN ELTERLICHER GELASSENHEIT kommt auch dem älteren Kind zugute, das automatisch mehr »laufen gelassen« wird. Das verkraftet es in der Regel gut, wenn der natürliche Grund vorliegt, dass da jetzt mehrere Kinder sind. Auch einem »Sorgenkind« tut es gut, wenn die Eltern nicht dauernd um es kreisen. Es hat dann mehr Chancen, sich in seinem Tempo zu entwickeln.

Geschwister stören einander und zanken, aber bieten auch viel Halt. Die Großen lernen Rücksichtnahme und Verantwortungsbewusstsein. Die Kleinen haben jemanden, an dem sie sich orientieren und messen können und der sie auch mal verteidigt. Gemeinsam kann man auch prima gegen die Eltern zusammenhalten. Und man spielt miteinander, hilft sich später gegenseitig, all das entlastet die Eltern! Viele haben in der Praxis schon berichtet, von ihrem dritten oder vierten Kind hätten sie »kaum was gemerkt«. Das ist natürlich übertrieben. Aber es zeigt, wie die Anspruchshaltung gegenüber den Kindern und sich selbst abnimmt. In solcher Atmosphäre LÄSST ES SICH GUT GROSS WERDEN.

Ein Kind verursacht Kosten. Aber zwei Kinder »kosten« nicht das Doppelte. Für jedes weitere Kind ist von Anfang an bereits mehr vorhanden. Haben Sie Kraft und Lebensmut für ein weiteres Kind, ist die Frage nach ausreichend Platz, Geld und so weiter dafür ohnehin zweitrangig. Wer rechnet schon nach, was es kostet? Hin und wieder erscheinen mal Zahlen in der Presse, aber die wurden sicher nicht von real existierenden Eltern beigesteuert. Ich habe noch niemanden erlebt, der die Ansicht vertritt, seine Kinder hätten ihn arm gemacht. Allenfalls glücklich.

HABEN WIR DEN MUT ZU KINDERN. Lassen wir es wieder normal und selbstverständlich werden, sie zu haben. Geleiten wir sie achtsam ins Leben, und machen wir es uns nicht so schwer.

AUS DER FORSCHUNG

Das sagen erfahrene Eltern

Was braucht ein Paar, wenn es ein Kind plant? Eine Studie des Allensbach-Instituts kam zum Ergebnis, dass Kinderlose mit festem Kinderwunsch deutlich mehr Vorbedingungen für die Geburt eines Kindes verlangen als Paare, die bereits Eltern sind. So meinen 75 Prozent der Kinderlosen, dass einer der Partner beruflich in einer sicheren Position sein muss, bei den Eltern sind es nur 59 Prozent. 31 Prozent der Kinderlosen, aber nur 17 Prozent der Eltern meinen, dass man sich mit Kind eine große Wohnung oder ein Haus leisten können muss. Ist erst mal ein Kind auf der Welt, sehen Paare offenbar manches lockerer, was vorher sehr wichtig oder problematisch schien.

6

Bücher, die weiterhelfen

Bergmann, Wolfgang: *Warum unsere Kinder ein Glück sind*; Beltz

Dernick, Rupert/Küstenmacher, Werner Tiki: *Topfit für die Schule durch kreatives Lernen im Familienalltag*; Kösel

Dumler, Karen/Hauser, Heidi: *Kochen für Kinder + mit Kindern*; Wißner

Gerber, Magda: *Dein Baby zeigt Dir den Weg*; Arbor

Gordon, Thomas: *Familienkonferenz*; Heyne

Largo, Remo H.: *Babyjahre*; Piper

Largo, Remo H.: *Kinderjahre*; Piper

Liedloff, Jean: *Auf der Suche nach dem verlorenen Glück*; C. H. Beck

Pikler, Emmi: *Friedliche Babys – zufriedene Mütter*; Herder

Sattler, Johanna Barbara: *Das linkshändige Kind in der Grundschule*; Auer

Sattler, Johanna Barbara: *Linkshändige Kinder im Krippen- und Kindergartenalter*; Auer

Tardos, Anna/Pikler, Emmi u. a.: *Miteinander vertraut werden*; Herder

Valentin, Lienhard: *Mit Kindern neue Wege gehen*; Arbor

van de Rijt, Hetty/Plooij, Frans X.: *Oje, ich wachse!*; Goldmann

Bücher aus dem Gräfe und Unzer Verlag, München

Gebauer-Sesterhenn, Birgit/ Praun, Dr. med. Manfred: *Das große GU Baby-Buch*

Glaser, Ute: *Die Eltern-Trickkiste*

Grone, Christiane von: *Das Großeltern-Handbuch*

Hüther, Prof. Dr. Gerald/ Nitsch, Cornelia: *Kinder gezielt fördern*

Hüther, Prof. Dr. Gerald/ Nitsch, Cornelia: *Wie aus Kindern glückliche Erwachsene werden*

Juul, Jesper: *Vier Werte, die Kinder ein Leben lang tragen*

Kast-Zahn: *Gelassen durch die Trotzphase*

Kast-Zahn, Annette/Morgenroth, Hartmut: *Jedes Kind kann schlafen lernen*

Kast-Zahn, Annette/Morgenroth, Hartmut: *Jedes Kind kann richtig essen*

Keicher, Dr. med. Ursula: *Kinderkrankheiten*

Richter, Robert/Schäfer, Eberhard: *Das Papa-Handbuch*

Rogge, Jan-Uwe/Bartram, Angelika: *Wie Sie reden, damit Ihr Kind zuhört & wie Sie zuhören, damit Ihr Kind redet*

Stamer-Brandt, Petra/ Murphy-Witt, Monika: *Das Erziehungs-ABC. Von Angst bis Zorn*

Valentin, Lienhard/Kunze, Petra: *Die Kunst, gelassen zu erziehen*

Adressen, die weiterhelfen

Bundesministerium für Familie, Senioren, Frauen und Jugend
Glinkastraße 24
10117 Berlin
www.bmfsfj.de
Unter der Rubrik »Familie« finden Sie auf der Website viele Infos zum aktuellen politischen Geschehen, zu Leistungen und Förderung und mehr. Unter »Publikationen« können Sie Broschüren und Flyer zu zahlreichen Themen bestellen.

www.hebamme.de
www.bfhd.de
www.hebammen.at
www.hebamme.ch
Hier finden Sie eine Hebamme in Ihrer Nähe.

www.familienhandbuch.de
Das deutsche Staatsinstitut für Frühpädagogik informiert zu zahlreichen Familienthemen wie Gesundheit, Finanzen, Freizeitaktivitäten und vielem mehr.

Bundesverband für körper- und mehrfachbehinderte Menschen e. V.
Brehmstr. 5–7
40239 Düsseldorf
www.bvkm.de
Hier können Sie diverse Rechtsratgeber in Broschürenform bestellen oder auf der Website unter »Recht und Politik« herunterladen.

www.help.gv.at
Der offizielle österreichische Amtshelfer in Sachen Familie, Finanzen, Behinderung und vielem mehr.

www.familienleben.ch
Umfangreiches Infoportal für Familien in der Schweiz, mit guter Linkliste zu wichtigen Ansprechpartnern in Sachen Finanzen, Behinderung und vielem mehr.

Gesundheit und Ernährung

Robert Koch-Institut
Postfach 65 02 61
13302 Berlin
www.rki.de
Gesundheitsthemen von A bis Z, Informationen zu Infektionskrankheiten und Impfungen.

www.mybmi.de
Ein hilfreiches Projekt der Arbeitsgemeinschaft Adipositas im Kindes- und Jugendalter: Hier geben Sie Alter, Größe, Gewicht und Geschlecht Ihres Kindes ein und können anhand eines vergleichenden Schaubilds BMI und Perzentile genau beurteilen.

www.lalecheliga.de
www.lalecheliga.at
www.lalecheliga.ch

Hier finden Sie Infos zum Thema Stillen und bei Bedarf eine zertifizierte Stillberaterin in Ihrer Nähe.

www.fke-do.de
Das Dortmunder Forschungsinstitut für Kinderernährung bietet viel Wissenswertes zur gesunden Baby- und Kinderernährung, Lieblingsrezepte und Ernährungsbroschüren.

Deutsche Gesellschaft für Ernährung e. V.
Godesberger Allee 18
53175 Bonn
www.dge.de
Vollwertige Ernährung, aktuelle Beurteilung von Lebensmitteln, Abbau von Übergewicht – zu diesen und vielen anderen Themen erhalten Sie hier wertvolle Infos.

www.was-wir-essen.de
Der aid-Infodienst bietet Neuigkeiten und Infos zur gesunden Ernährung, auch bei Allergien, Erkrankungen und Unverträglichkeiten.

www.initiative-trockene-nacht.de
Hier können Sie sich eingehend über das Thema Bettnässen, seine Ursachen und die verschiedenen Therapiemöglichkeiten informieren.

Sicherheit

Unter den folgenden Adressen finden Sie die wichtigsten Notrufnummern für akute Erkrankungen, für Unfälle und Vergiftungen. Suchen Sie sich die für Ihren Wohnort relevanten Rufnummern heraus und notieren sie auf einem Zettel, den Sie dann in die Tür Ihrer Hausapotheke kleben.

www.giz-nord.de
Auf der Website finden Sie unter der Rubrik »tox. Links« Adressen und Telefonnummern der Giftnotrufzentralen in Deutschland, Österreich und der Schweiz.

www.dastelefonbuch.de/
Notfallrufnummern

www.notruf.at

www.notfallnummern.ch

Fördern und Erziehen

www.schatten-und-licht.de
Selbsthilfe-Netzwerk zu Baby-Blues, Postpartaler Depression und weiteren Krankheitsbildern im Zusammenhang mit der Entbindung. Mit Listen von Fachleuten, Selbsthilfegruppen, Hebammen, auch für Österreich und die Schweiz.

www.FamilienErgo.de
Der Kinder- und Jugendarzt Dr. Rupert Dernick entwickelte ein Konzept zur Förderung und Schulvorbereitung von Kindern im Alltag. Hier finden Sie alle Infos dazu.

www.gordonmodell.de
Das bewährte Gordon Familientraining für einen kooperativen Erziehungsstil; auf der Website finden Sie Adressen und Angebote in Deutschland, Österreich und der Schweiz.

Deutscher Kinderschutzbund Bundesverband e.V.
Schöneberger Str. 15,
10963 Berlin
www.dksb.de

www.starkeeltern-starkekinder.de
Hier finden Sie die Elternkurse zur positiven Erziehung auch in Ihrer Nähe.

www.selbsthilfe-interaktiv.de
www.selbsthilfe-forum.de
www.selbsthilfe-oesterreich.at
www.selbsthilfeschweiz.ch
Allgemeine Selbsthilfeportale im Internet mit ausführlichen Informationen und Adressenlisten.

www.trostreich.de
Hier finden Sie Adressen von Schrei-Ambulanzen in Ihrer Nähe.

Linkshänder

Erste deutsche Beratungs- und Informationsstelle für Linkshänder und umgeschulte Linkshänder e.V., Dr. Johanna Barbara Sattler
Sendlingerstr. 17,
80331 München;
www.lefthander-consulting.org
Problematik, Statistik, Berateradressen und vieles mehr zum Thema.

www.linkshaenderforum.org
Viele interessante Infos und eine umfangreiche Linkliste für Deutschland, Österreich und die Schweiz.

Babysitter und Betreuer

www.betreut.de
www.betreut.at
www.betreut.ch
Hier können Sie per Postleitzahl nach erfahrenen Babysittern und Kinderbetreuern suchen.

www.me-deutschland.de
Kursangebote für die Stärkung der Paarbeziehung.

Register

A

Abhärtung 86
Abstrich 116
Abwehrkräfte 89 f.
Abwehrschwäche 117
AD(H)S 156 f.
»ad libitum« 44
Allergie 30, 39, 43, 47, 103 ff.
Allergietest 105 f.
Alltag entschleunigen 9
Angina 116
Ansteckung 94 f., 112
Antibiotika 92, 101, 116, 125
Apgar 18
Appetit 54, 96 f.
Arthrose 143
Asthma 30, 124
Asthma bronchiale 99
Atemzug, erster 18
ätherische Öle 88
Atmung 19
–, unregelmäßige 23
Aufessen 54 f.
Aufstoßen 48, 50
Augenlider, dicke 103
Augenringe 103 f.
Augenrötung 102
Augentropfen verabreichen 103, 122
Ausschlag 104 f., 116
Autonomiephase 160
Autositz 27

B

»Babybalkon« 71
Baby-Blues 20 f.
Babymassage 31
Babypflege 33 ff.
Babyschwimmen 29 ff.
Bakterien 39, 111
Bauchlage 40 f., 69
Bauchnabel 37 f.
Bauchweh 44, 63, 150
Bäuerchen 48 f.

Bauernhofkinder 39
Behinderung 12, 129
Beißring 108
Bernsteinkette 107
Beruhigen 49, 77, 80, 83 f.
Bettnässen 60 f.
Bettruhe 96
Bewegung 58, 59, 140 ff.
Bezugspersonen 10
Bilderbuch 152
Bilirubin 24 f.
Bindehautentzündung 102 f.
Bindung 31, 34, 81
Blähungen 49 f., 51 f.
Blasenentzündung 91 f.
Blasenkontrolle 146
Blässe 103 f.
blaues Licht 25
Blutbild 108 f.
Blutentnahme 23, 108 f.
Blutzellen 108 f.
bockig 160 f.
boshaft 160 f.
Botenstoffe 156
»breitbasiger Gang« 144
bronchienerweiterndes Mittel 93, 123
Bronchitis 88, 93, 99 f.

C

Chlor im Schwimmbad 30
chronische Krankheit 12
C-Meningokokken 126
Computer 59, 153
Cortison 36, 124 f., 132

D

Daumenlutschen 80
Depression, postpartale 21 f.
Diät 58 f.
dicke Kinder 58
Dimenhydrinat 118
Dinkelspelzkissen 101
Diphtherie 126
Dosierung, richtige 122

Dreck 39
Drehen 28, 38, 40, 68
Durchfall 53, 62, 105, 107, 119 f.
Durchschlafen 73 f.

E

Einhalten, absichtliches 62
Einlauf 63
Einnässen 60 f.
Einschlafen 24, 70 f., 78
Einschulung 140, 147 ff.
»Einwärtsgang« 143
Ekzem 37, 105, 124
Elternbett, schlafen im 70 ff.
Eltern-Kind-Kurse 29 ff.
Enanthem s. Gaumen, fleckiger
Endokarditis s. Herzmuskel-entzündung
Entbindung, Hilfe nach der 14
Entwicklung 136 ff.
Entwicklungsfenster 137
Entwicklungsstörung 28
Entwicklungstempo, individu-elles 32, 46, 136 ff.
Entwicklungstestung 151
Erbrechen 118 f.
Erdbeerzunge 117
Erdnüsse 106
Ergotherapie 138 ff.
Erkältung 88 ff., 94 f., 104, 110 ff.
Ernährung 44 ff.
– der Stillenden 51 f.
–, einseitige 56, 58
–, gesunde 58 f., 90
Erziehung 15, 138 ff., 154 ff.
Essen 54 ff., 96 f.
Essstörung 56
Eustachische Röhre 101
Eventualrezept 101

F

Familiengröße 166 f.
Familienregeln 159

Impressum

Genehmigte Lizenzausgabe für Nikol Verlagsgesellschaft mbH & Co. KG, Hamburg, 2016

Copyright © 2012 GRÄFE UND UNZER VERLAG GmbH, München

Projektleitung:
Reinhard Brendli

Lektorat:
Barbara Kohl

Herstellung:
Susanne Mühldorfer

Satz:
Uhl + Massopust

Litho:
Longo AG, Bozen

Covergestaltung:
Timon Schlichenmaier, Hamburg

Titelabbildung:
Thinkstock

Druck:
Gorenjski tisk storitive d.o.o.
Printed in Slovenia

ISBN 978-3-86820-335-6

www.nikol-verlag.de

Wichtiger Hinweis

Alle Ratschläge, Anwendungen und Übungen in diesem Buch wurden vom Autor sorgfältig recherchiert und in der Praxis erprobt. Dennoch können nur Sie selbst entscheiden, ob und inwieweit Sie diese Vorschläge mit Ihrem Kind umsetzen können und möchten. Lassen Sie sich in allen Zweifelsfällen zuvor durch einen Arzt oder Therapeuten beraten.

Weder Autor noch Verlag können für eventuelle Nachteile oder Schäden, die aus den im Buch gegebenen praktischen Hinweisen resultieren, eine Haftung übernehmen.

Bildnachweis
Corbis: S. 134; Getty: S. 16, 86; Mauritius: S. 8; Picture Press: S. 3, 6; Plainpicture: S. 40, 64

Syndication:
www.jalag-syndication.de

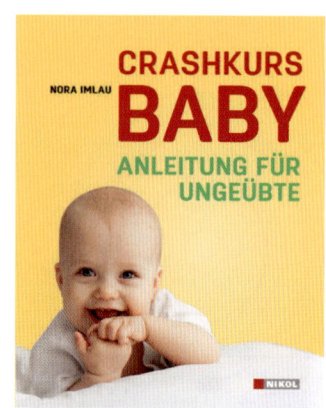

Nora Imlau
Crashkurs Baby

160 Seiten, durchgehend
farbig, gebunden

ISBN: 978-3-86820-283-0

Anleitung für Ungeübte ... garantiert ohne Schnickschnack

Der Crashkurs Baby zeigt allen unkomplizierten, frisch gebackenen Eltern, was sie im Leben mit dem Säugling wissen müssen. Kurz und bündig werden sie über Praktisches und Nützliches, über Babypflege und Kindergesundheit, über Entwicklung und Förderung informiert.

Zum Beispiel: Wie bekomme ich mein Baby zum Schlafen? Wie lege ich es zum Stillen an? Was ist bei Fläschchenernährung wichtig? Wie lässt sich das Kleine beruhigen? Was sind die Basics in Sachen Babyentwicklung? Ein Ratgeber, der die wichtigen Infos ohne Umschweife auf den Punkt bringt - mit prägnanten Anleitungen, hilfreichen Illustrationen und Checklisten.

www.nikol-verlag.de

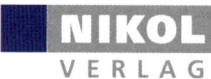
NIKOL
VERLAG